உடல்நலம் உங்கள் கையில்

அக்கு ஹீலர் அ. உமர் பாரூக்

எதிர் வெளியீடு

உடல்நலம் உங்கள் கையில்
அக்கு ஹீலர் அ. உமர் பாரூக்

முதல் பதிப்பு: 2010
எதிர் வெளியீடு முதல் பதிப்பு: அக்டோபர் 2017
மூன்றாம் பதிப்பு: ஜூலை 2023

எதிர் வெளியீடு,
96, நியூ ஸ்கீம் ரோடு, பொள்ளாச்சி - 642 002
தொலைபேசி: 04259 - 226012, 99425 11302

விலை: ரூ. 120

Udalnalam Ungal kaiyil
Acu Healer A. Umar Farook

Copyright © Acu Healer A. Umar Farook

First Edition: 2010
Ethir Veliyeedu First Edition: October 2017
Third Edition: July 2023

Published by
Ethir Veliyeedu, 96, New Scheme Road, Pollachi - 2
email: ethirveliyeedu@gmail.com
www.ethirveliyeedu.com

ISBN : 978-93-87333-02-4
Printed at Jothy Enterprises, Chennai.

All rights reserved. No part of this book may be reprinted or reproduced or utilised in any form or by any electronic, mechanical or other means, now known or hereafter invented, including photocopying and recording, or in any information storage or retrieval system, without permission in writing from the Publisher.

இந்நூல்...

'இந்திய அக்குபங்சரின் தந்தை'
டாக்டர். ஃபஸ்லூர் ரஹ்மான்
(ஆசிரியர், ஹெல்த்டைம்)

'அக்குபங்சர் புத்தெழுச்சிக் காலத்தின் தலைமை'
அக்கு ஹீலர். போஸ் கே. முகமது மீரா
(இயக்குநர், கம்பம் அகாடமி ஆஃப் அக்குபங்சர்)
ஆகியோரின் வழிகாட்டுதலுக்கு
சமர்ப்பணம்!

உள்ளே...

1.	நமக்கு நாமே	7
2.	முகத்தில் தெரியும் அகத்தின் அழகு	9
3.	துணைகளின் சேர்க்கை	14
4.	உடலும் உலகமும்	18
5.	நோய் முதல் நாடி	23
6.	சுவை உணர்வும், மன உணர்ச்சியும்	27
7.	நிறங்களின் வெளிப்பாடு	32
8.	உணர்வு உணர்ச்சி மிரட்சி	34
9.	ராஜாக்களின் குறைபாடு	38
10.	மூலகச் சோதனைகள்	44
11.	நலமாதலின் வரலாறு	47
12.	புள்ளிகளைத் தேர்வு செய்தல்	50
13.	பெரும்புள்ளிகளின் இருப்பிடம்	55
14.	தொட்டால் சுகம்	64
15.	சிகிச்சைக்கான குறிப்புகள்	67
16.	இன்னும் சில கேள்விகள்	70
17.	மருத்துவர்களாக மாறிய நோயாளிகள்	77

1

நமக்கு நாமே...

இன்றைய மருத்துவ உலகத்தின் போக்கு நம்மை அச்சுறுத்துவதாக உள்ளது.

விவசாயத்தில் மரபணு மாற்றப்பட்ட பயிர்கள், உணவில் 'ஹைபிரிட்' பழங்கள், உயிர்ச்சக்தியற்ற உணவுகள், கால்நடைகளில் கறிக்காக வளர்க்கப்படும் தன்மை மாற்றம் செய்யப்பட்ட ஆடுகள், பிற உயிரினங்களில் முட்டையிடாத கோழிகள், குஞ்சு பொறிக்காத முட்டைகள்... எனத் தொடர்கிற வியாபாரத்திற்கான நவீன கண்டுபிடிப்புகள் மருத்துவத்தையும் விட்டுவைக்கவில்லை.

மக்கள் சேவையாக அறியப்பட்ட மருத்துவம் படிப்படியாக முழு நேர வியாபாரமாக, லாப நோக்கத்திற்காக எதையும்செய்யும் தொழிலாக மாறிவருகிறது. உணவு, இருப்பிடம், காற்று, நீர்... என்ற அடிப்படைத் தேவைகளில் ஒன்றாக மருத்துவத்தையும் சேர்க்க வேண்டிய அவசியம் இன்று ஏற்பட்டிருக்கிறது.

மருத்துவம் என்பது தனித்துறையாக நம் அன்றாட வாழ்க்கையிலிருந்து வேறுபடுத்தப்பட்ட ஒன்றாக நாம் பார்க்க வேண்டியதில்லை. நம் உடலைப் பற்றிய தெளிவு நமக்கு ஏற்படும்போது நம்முடைய மருத்துவத் தேவைகளை நாமே நிறைவேற்றிக்கொள்ள முடியும்.

உடலைப் பற்றிய அடிப்படையான அறிவைப்பெற பட்டப்படிப்போ, மருத்துவக் கல்வியோ அவசியமில்லை. எதையும் சிந்தித்து, உணர்ந்து, விளங்கிக்கொள்ளும் தன்மை இருந்தால் மட்டும் போதுமானது.

உடலை நாம் தனித்தனியான உதிரிபாகங்களின் இணைப்பாகப் பார்க்கும்போது உடல் சிக்கலானதாக, புரிந்துகொள்ளக் கடினமானதாக மாறுகிறது. ஆனால், உண்மையில் உடலின் இயக்கம் மிகவும் எளிமையானது. ஒத்திசைவான, ஒழுங்கமைவுடன் அமைந்துள்ள உடலை அதன் அறிவிப்புகளின் வாயிலாகவே உணரமுடியும்.

உடல் தன்னைத் தானே சீர்படுத்திக்கொள்ளும் தன்மையோடு அமைந்துள்ளது. அதன் இயல்பை அறிந்து உடலோடு இயற்கையின் தொடர்பை நாம் உணர்ந்துகொள்கிறபோது அதன் ரகசியங்கள் வெளிப்படுகின்றன.

அக்குபங்சர் என்ற மகத்தான ஞானத்தால் உடலைப் பற்றிய தெளிவை நாம் பெற இருக்கிறோம்.

- உங்கள் உடல் நிலையில் ஏற்படும் திடீர் மாற்றங்கள் பயமுறுத்துகின்றனவா? அந்த மாற்றங்கள் ஏன் ஏற்பட்டன? அவற்றிலிருந்து விடுபடுவது எப்படி என்ற தெளிவு உங்களுக்கு ஏற்படுமானால் பயம் என்ற உணர்ச்சி மறைந்துவிடுமல்லவா?

- வயிற்றுப் போக்கு, வாந்தி, காய்ச்சல், தலைவலி, சளி, வலி... இவைகள் ஏன் ஏற்படுகின்றன என்பதை நாம் அறிந்திருந்தோம் என்றால், அவை ஏற்படுவதற்கு முன்பே நாம் தவிர்த்துக் கொள்ளலாம். ஏற்பட்ட பின்பும் எளிமையான வழிமுறைகள் மூலம் விடுபடவும் செய்யலாம்.

- உலகையே அச்சுறுத்தும் கொடிய நோய்களைக்கூட, உடலின் இயல்பை அறிவதன் மூலம் அறவே விரட்டலாம். நம்மையும் நம் குடும்பத்தையும் உடல்நலக் கேட்டிலிருந்து விடுவிக்கலாம்.

- கடுமையான தொந்தரவுகள் உடலில் ஏற்பட்டு இருக்கும் போது, அது எந்த உறுப்பால் ஏற்பட்டது என்பதையும், உடல் அதை எதிர்த்து என்ன செய்து கொண்டிருக்கிறது என்பதையும் நாம் அறிந்து கொண்டால் நோய்க்கான சிகிச்சை எளிமையானதாக மாறுகிறது.

சிகிச்சையும் அதைப்பற்றிய தெளிவும் இருந்தால் நோய்களைப் பார்த்து நாம் பயப்பட வேண்டியதில்லை. அதனால் ஏற்படும் பொருளாதாரச் சீரழிவும் நமக்கில்லை.

உடலைத் துன்பத்திற்குள்ளாக்கும் நோய்களுக்கு எதிராய் நாம் என்ன செய்யப்போகிறோம் தெரியுமா? உங்களுடைய ஒரே ஒரு விரலைக் கொண்டு தோலின் மேற்புறத்தில் தொட்டால் மட்டும் போதும்!

எங்கு தொட வேண்டும்? தொடுவதால் உடலில் என்னவிதமான மாற்றங்கள் நிகழ்கின்றன?... போன்ற கேள்விகளுக்கான பதில்களை பின்வரும் பக்கங்களில் பெறுவீர்கள்.

உங்கள் வரவு நலம் தரும் வரவாகுக!

2

முகத்தில் தெரியும் அகத்தின் அழகு!

உலகில் நாம் அறிந்திருக்க வேண்டிய அடிப்படையான விசயமே உடலைப் பற்றிய அறிவுதான். இதைத்தவிர, நாம் பெற்றுவரும் பொருள் அடிப்படையிலான அனைத்து விசயங்களும் உடல் அறிவின் முன் வீணானவையே!

மிகப் பெரிய செல்வந்தர்கள், தன் அறிவின் உழைப்பின் உயர்வால் வசதியடைந்த நடுத்தர குடும்பத்தினர், வறுமைக் கோட்டிற்குக் கீழுள்ளவர்கள் இவர்கள் அனைவருடைய பொருளாதாரத்தையும் சீர்குலைப்பதாக இருப்பது நோய் பற்றிய அச்சம்தான்.

உடல் பற்றிய தெளிவு உலகிலுள்ள அனைத்து வகை பொருட்களின் மீதான தெளிவாக மாறுகிறது.

நம் முன்னோர்களின் சிந்தனைத் திறனால், அறியும் ஆற்றலால் கண்டுணரப்பட்ட அறிவியல் ரீதியான உடலியலை நாம் இப்போது படிக்க இருக்கிறோம். நவீன விஞ்ஞான அடிப்படையில் கருவிகளைக் கொண்டு, பிணங்களை அறுத்துப் பார்த்துப் பெற்ற பட்டறிவல்ல இது. உணரும் தன்மையைக்கொண்டு அறியப்பட்ட உடலியல்.

சுமார் 5000 வருடங்களுக்கு முன்பாகவே உடல் பற்றிய சிந்தனைகளில் அக்காலத்திய மக்களில் சிலர் மேலோங்கியிருந்தனர். அப்படியான உடலறிவு கொண்டோர் மக்கள் கூட்டத்திற்கான ஆரோக்கிய வழிகாட்டிகளாக மாறினார்கள். நாம் கற்கப் போகிற உடலின் இயக்கங்கள் அனைத்தும் ரகசியங்களாக பாதுகாக்கப்பட்டவை. அவற்றின் மதிப்பு கருதி அதனை மலிவுபடுத்திவிடக் கூடாது என்ற எண்ண மிகுதியால் காப்பாற்றுவதாக நினைத்து படிப்படியாக மறைத்துவிட்டார்கள். மக்களிடம் சென்று சேராத எதுவும் நிலைப்பதில்லை என்ற வரலாற்று உண்மையின்படி, மறைத்து வைக்கப்பட்ட அனைத்தும் அழிந்துபோயின.

பயன்பாட்டு முறைகள் அழிந்து போனாலும் கூட அடிப்படையான

தத்துவங்கள் இன்றும் இருக்கின்றன. தத்துவத்தின் வழியான சிந்தனைகள் மூலம் பயன்பாட்டு வழிமுறைகளைத் திரும்பப்பெற முடியும்.

அவ்வாறு, மீட்டெடுக்கப்பட்ட மறுஉருவாக்கம் செய்யப்பட்ட அக்குபங்சர் உடலியலையும், அதன் எளிமையான சிகிச்சை முறைகளையும் நாம் அறிந்துகொள்வோம்.

உடல் பற்றிய நம் பாடத்திற்கு வருவோம்.

நாம் ஒருவரைப் பார்த்த உடனே நம் கவனத்தில் விழுவது அவருடைய புறத்தோற்றம். குறிப்பாக முகம்!. முகத்தின் மூலம் அகத்தை அறியும் வழியை நாம் தொடர்வோம்.

மனித உடல் இயற்கையின் ஒழுங்கமைவோடும், சிந்தனையில் தெளிவு பெறுமாறும் அமைந்துள்ளது.

முகத்தில் அமைந்துள்ள ஒவ்வொரு உறுப்பும் உடலின் உள்ளுறுப்புக்களில் ஒன்றை பிரதிபலிப்பதாக அமைந்துள்ளது.

நம்முடைய மூக்கு அமைந்திருக்கும் விதம் உள்ளுறுப்புக்களில் நுரையீரலை ஒத்திருக்கிறது. ஒரு மையத் தடத்தில் இணைந்துள்ள இரட்டை அறைகள் மூக்கிலும், நுரையீரலிலும் ஒரேமாதிரியாக உள்ளன. இன்னும், நுரையீரலும் மூக்கும் சுவாசம் தொடர்பான நேரடியாக இணைக்கப்பட்ட உறுப்புக்களாகவும் இருக்கின்றன.

நுரையீரலின் வெளிப்புற உறுப்பு மூக்கு.

நமது உடலின் மார்புக் கூட்டிற்குள் சுருங்கி விரியும் அமைப்போடு உள்ள நுரையீரலின் அதன் சக்தி ஓட்டத்தின் மாறுபாடுகளை மூக்கின் மூலம் உணரலாம்.

மூக்கில் ஏற்படும் எல்லாவிதமான மாறுதல்களும் நுரையீரல் சக்தி மாறுபாட்டை பிரதிபலிப்பதாகும்.

இங்கே 'சக்தி மாறுபாடு' என்றால் என்னவென்பதை விளங்கிக்கொள்வது அவசியமானதாகும்.

நம் உடலில் இரத்த ஓட்டம் நடைபெறுவதை நாம் அறிவோம். இரத்தம் ஓட்டத்தின் மூலமாக உடலின் ஒவ்வொரு அணுவும் தனக்குத் தேவையான உணவைப் பெறுகின்றது. நாம் உண்ணும் உணவிலிருந்து செரிமானத்தின் மூலமாக சத்துக்கள் உருவாகின்றன. இவைகள்தான் உடலின் ஒவ்வொரு பகுதியிலுள்ள அணுவிற்கும் இரத்த ஓட்டத்தின் மூலம் கொண்டு செல்லப்படுகின்றன.

இரத்த ஓட்டம் என்பது இரத்த நாளங்களின் வழியே தன் ஓட்டத்தைத் துவக்கி, சிறிய நுண்ணிய இரத்தக் குழாய்களின் மூலம் உடலின் அனைத்துப் பகுதிகளுக்கும் செல்கிறது. இரத்த நாளங்கள் நடைமுறையில் நாம் நரம்புகள் என்றும், இரத்தக் குழாய்கள் என்றும் கூறிவருகிறோம். நரம்புகள் என்பது உண்மையில் இரத்தக் குழாய்களைக் குறிக்கும் சொல் அல்ல.

இதைப்போன்ற, ஒரு மறைவான அமைப்பே சக்தி ஓட்டம் என்பதாகும். இந்த சக்தி ஓட்டத்திற்கான ஓடுபாதைகள் நம் உள்ளுறுப்புக்களுக்குத் தேவையான சக்தியை தோலின் மூலம் கிரகித்து, ஓடுபாதைகளின் மூலம் பெறுகிறது உடல்.

மூக்கின் மூலம் நடைபெறும் காற்று சுவாசத்தைப் போலவே, தோலின் மூலமும், சக்தி சுவாசம் நடைபெறுகிறது. தோலின் மேல் அமைந்துள்ள சக்தி நாளங்கள் (Meridians) ஒவ்வொரு உள்ளுறுப்போடும் தொடர்பு கொண்டிருக்கின்றன.

பொருள் அடிப்படையிலான தேவைகளை இரத்த ஓட்டமும், சக்தி அடிப்படையிலான தேவைகளை சக்தி ஓட்டமும் நிறைவு செய்கின்றன. இந்த சக்தி ஓட்டத்தில் அதன் கிரகிப்பில் ஏற்படும் கோளாறுகள் அக்குறிப்பிட்ட உள்ளுறுப்பின் இயக்கத்தில் மாறுபாட்டை ஏற்படுத்துகின்றன. இந்த சக்தி மாறுபாடே படிப்படியாக உள்ளுறுப்பின் நேரடி பாதிப்பாக மாறுகிறது.

ஒரு உள்ளுறுப்பின் இயக்கக் குறைவு என்பது அதன் சக்தி ஓட்டத்தைப் பொறுத்து ஏற்படுகிறது. இங்கே, நாம் ‘சக்தி மாறுபாடு’, ‘சக்தி குறைவு’ என்று குறிப்பிடுவது நேரடியான உள்ளுறுப்பின் பாதிப்பு இல்லை. நேரடி பாதிப்பின் முதல் நிலையையே நாம் இங்கே பேசிவருகிறோம்.

உள்ளுறுப்பின் பாதிக்கப்பட்ட நிலையிலும் கூட, அதன் அடிப்படைச் சக்தி ஓட்டத்தை சீர்படுத்துவதன் மூலம் படிப்படியாக அவ்வுறுப்பு இயல்புக்குத் திரும்புகிறது.

சக்தி நாளங்கள், அதைச் சீர்படுத்துவது ... போன்ற விசயங்களைப் பிறகு பார்க்கலாம். இப்போது முகத்திற்குத் திரும்புவோம்.

நுரையீரலின் வெளியுறுப்பு மூக்கு!.

நுரையீரலில் ஏற்படும் சக்தி மாறுபாட்டைப் பிரதிபலிக்கும் பகுதியாக மூக்கு அமைந்துள்ளது.

அடுத்து... காது.

நம்முடைய காதுகள் உள்ளுறுப்புக்களில் எதை நினைவுபடுத்துகிறது?

தனித்தனியான இரட்டை உறுப்புக்களின் வாயிலாக ஒரே செயலைச் செய்யும் சிறுநீரகங்களை (Kidneys) நம் காதுகள் பிரதிபலிக்கின்றன. சிறுநீரகங்களின் வடிவமும், காதுகளின் வடிவமும் ஒரே மாதிரியானவை.

சிறுநீரகத்தின் சக்தி மாறுதல்களை அதன் வெளியுறுப்பான காதுகள் மூலமாக அறியலாம்.

சிறுநீரகம் என்பது ஒரு உறுப்புதான். அது இரண்டு பகுதியாக அமைந்திருக்கிறதோ தவிர, இரண்டு உறுப்புக்கள் இல்லை.

அக்குபங்சர் மருத்துவம் சிறுநீரகத்தில் தான் மனித உயிர்ச்சக்தி அமைந்திருப்பதாகக் கூறுகிறது. தன் ஆயுளில் பெரும்பகுதியைக் கடந்த மனிதருக்கு சிறுநீரகத்தில் இருக்கும் உயிரின் தன்மையைக் குறிக்கும் விதமாக காதுகளின் கேட்கும் திறன் குறைகிறது. இவ்வாறு, சிறுநீரகத்தின் புற உறுப்பாக காதுகள் கருதப்படுகின்றன.

நம்முடைய கண்களின் வடிவம் உள்ளுறுப்புக்களில் கல்லீரலை பிரதிபலிப்பதாக அமைந்துள்ளது.

மஞ்சட்காமாலை பாதிப்பினால் கல்லீரல் சீர்கெடும் போது அது கண்களிலும் பிரதிபலிக்கிறது. அதேபோல, மது அருந்தும் மனிதனுடைய கல்லீரல் நிலையை கண்கள் அறிவிக்கின்றன.

கல்லீரலின் வெளிப்புற உறுப்பு கண்கள்.

அடுத்தது நாக்கு! நாக்கினுடைய கூம்பு வடிவம் உள்ளுறுப்புக்களில் இதயத்தை ஒத்திருக்கிறது.

இதயத்தின் சக்தி மாறுபாட்டை பிரதிபலிக்கிற வெளிப்புற உறுப்பாக நாக்கு அமைந்துள்ளது.

அக்குபங்சர் தத்துவத்தின்படி, மனதை இயக்கக்கூடிய இடமாக இதயம் கருதப்படுகிறது. மனநிலைக் குழப்பம் ஏற்பட்டுள்ளவரின் நாக்குகள் வார்த்தை உச்சரிப்பில் குழறும். நடுங்கும்.

அதேபோல, நாம் மகிழ்ச்சியானாலும், துக்கம் ஆனாலும் இதயம் அமைந்துள்ள மார்புப் பகுதியைத்தான் பிடித்துக் கொள்கிறோம். மனசு லேசாவதை இதயம் இலேசாவதாகத்தான் உணர்கிறோம்.

மனது என்பது இதயத்தோடு தொடர்புடையது ஆகும். இதயத்தின் வெளிப்புற உறுப்பாக நாக்கு அமைந்துள்ளது.

இறுதியாக... உதடுகள்.

நம் உதடுகளின் வடிவத்தை உள்ளுறுப்பில் மண்ணீரலோடு ஒப்பிடலாம். மண்ணீரலின் சக்தி மாறுபாட்டை அதன் இயக்கக் குறைவை உதடுகள் மூலமாக நாம் அறியலாம்.

உதடுகள் வறண்டிருக்கின்றன என்றால் மண்ணீரலின் குளிர்ச்சி குறைந்துள்ளது என்பதை அறியலாம். இன்னும், செரிமான இயக்கத்தின் முழுமுதல் உறுப்பாக மண்ணீரல் அறியப்படுவதால் உதடுகளின் வறட்சி செரிமானக் குறைவை தெரிவிப்பதாகவும் உள்ளது.

இங்கு நாம் உள்ளுறுப்புக்கள் ஐந்தையும், அதன் வெளிப்புற உறுப்புக்களையும் மட்டுமே அறியத் துவங்கியுள்ளோம். ஒவ்வொரு உள்ளுறுப்பும் என்னவிதமான வேலையைச் செய்கின்றன என்பதையெல்லாம் அடுத்தடுத்த பகுதிகளில் காணலாம்.

நாம் அறிந்துள்ள உள்ளுறுப்புக்களையும், அவற்றை பிரதிபலிப்பதாக அமைந்துள்ள வெளிப்புற உறுப்புக்களையும் ஒன்றாய் பார்க்கலாம்.

உள்ளுறுப்பு	புற உறுப்பு
நுரையீரல்	மூக்கு
சிறுநீரகம்	காதுகள்
கல்லீரல்	கண்கள்
இதயம்	நாக்கு
மண்ணீரல்	உதடுகள்

நாம் படிக்கிற ஒவ்வொரு உள்ளுறுப்பையும் அதன் வெளிப்புற உறுப்போடு இணைத்து காட்சிப்படுத்தி நினைவில் நிறுத்திக் கொள்ளுங்கள்.

உடலின் நிலையை அதன் நோயை அறியும் முறைகளில் புற உறுப்புக்களின் பங்கு முக்கியமானது.

நோயறிதலின் ஒரு நிலையை நாம் கடந்திருக்கிறோம்.

அடுத்து... துணை உறுப்புக்களை அறியலாம்!.

3

துணைகளின் சேர்க்கை

நம் உடலின் இயக்கத்தைத் தீர்மானிக்கிற உள்ளுறுப்புக்கள் ஐந்தோடும் அறிமுகம் ஆகிவிட்டோம். இந்த ஐந்து உறுப்புக்களே பிற உடல் உள்ளுறுப்பு, வெளியுறுப்புக்களின் இயல்பையும் கட்டுப்படுத்துகின்றன.

அக்குபங்சர் அடிப்படையாகக் கூறும் இதே ஐந்து உறுப்புக்களை சித்த மருத்துவம் ராஜ உறுப்புக்கள் என்று அழைக்கிறது. ராஜ உறுப்புக்கள் ஐந்தின் பலமே உடல் ஆரோக்கியத்தை முடிவு செய்கிறது. உடலில் அமைந்துள்ள சிறு உறுப்புக்கள் அனைத்தின் இயக்கத்தையும் இந்த ராஜ உறுப்புக்களே சீர்படுத்துகின்றன.

நாம் இங்கே கற்றுக் கொண்டிருக்கிற அனைத்தும் தொன்மையான புரிதல்கள். இவற்றை நவீன விஞ்ஞான அறிவைக் கொண்டு எடை போட முயல வேண்டாம். ஏனெனில், விஞ்ஞானம் என்பது இன்னும் வளர வேண்டிய வளர்ந்து கொண்டிருக்கிற குழந்தை. விஞ்ஞானம் இப்போதுதான் சில அக்குபங்சர் புள்ளிகளையும், அதன் சக்தி நாளங்களையும் அறிந்து கொண்டிருக்கிறது. அக்குபங்சர் அறிவியலை நவீன கருவிகள் அறிய வேண்டுமானால் இன்னும் அவை வளர வேண்டியிருக்கிறது.

5000 வருட பாரம்பரியத்தை, 200 வருட குழந்தை அறிய முயல்வது கடினமானது தானே? காலமும் பொறுமையும் கொண்டு நவீனம் வளர நாமும் உதவுவோம்.

எனவே, இங்கே நாம் அறிந்து வருகிறவற்றை ஒப்பிட்டுப் பார்த்தீர்களானால் அடிப்படையான உடலின் இயல்பை அறிய முடியாது. நம்முடைய பாடங்களின் வாயிலாக சிந்தனையின் மூலமாக இந்தப் பாரம்பரிய அறிவு உங்களுக்கு விளங்கத் துவங்கிவிட்டால் நவீன மருத்துவத்தின் அத்தனை கூறுகளையும் உங்களால் பிரித்தறிய முடியும்.

ஒப்பீடு இன்றி நமக்குக் கற்பிக்கப்பட்டவற்றை சற்றே ஒதுக்கி வைத்துவிட்டு, நம் அறிதலைத் தொடரலாம்.

இதயம், மண்ணீரல், நுரையீரல், சிறுநீரகம், கல்லீரல் ஆகிய முக்கிய உள்ளுறுப்புக்களையும், அவற்றின் மாற்றங்களைப் பிரதிபலிக்கும் புற உறுப்புக்களையும் பார்த்தோம்.

முகத்தில் துவங்கி இப்போது அகத்திற்கு வந்துவிட்டோம்.

நாம் அறிந்த முக்கிய உறுப்புக்கள் ஐந்தும் குளிர்ச்சியானவைகளாகும். இவற்றின் துணை உறுப்புக்கள் ஒவ்வொன்றும் ஒவ்வொரு முக்கிய உறுப்பின் பணிகளில் உதவும் தன்மையோடு ஜோடி, ஜோடியாக அமைந்துள்ளன. உள்ளுறுப்புகளையும், அவற்றின் துணை உறுப்புக்களையும் காண்போம்.

உள்ளுறுப்பு	துணை உறுப்பு
இதயம்	சிறுகுடல்
மண்ணீரல்	இரைப்பை
நுரையீரல்	பெருங்குடல்
சிறுநீரகம்	சிறுநீர்ப்பை
கல்லீரல்	பித்தப்பை

...இந்த ஐந்து ஜோடி உறுப்புக்களும் எந்த அடிப்படையில் இணைந்துள்ளன? என்பதை நாம் பார்க்கும் முன்னர் இவற்றின் பொதுவான வேலை என்ன என்பதை அறியலாம். ஒவ்வொரு உள்ளுறுப்பின் அடிப்படை வேலையாக இருப்பது ஒன்றே ஒன்றுதான். தனக்குள் வருபவற்றிலிருந்து சக்தியை கிரகித்துக் கொண்டு. எஞ்சியதை வெளியேற்றுவதே எல்லா உறுப்புக்களின் பிரதான பணியாகும்.

நாம் மேற்கண்ட ஒவ்வொரு உறுப்பின் செயல்பாடும் இந்த அடிப்படையில் அமைந்துள்ளதா என்பதை உதாரணத்திற்காகப் பார்ப்போம்.

- தனக்குள் வரும் இரத்தத்தை மடை மாற்றி அழுத்தம் கொடுத்து வெளியேற்றுகிறது இதயம்.

- தனக்குள் வரும் உணவை அரைத்து சக்தியை பெற்றுக் கொண்டு, உணவுக் கூழை வெளியேற்றுகிறது இரைப்பை.

- இரைப்பையிலிருந்து பெற்ற உணவுக் கூழை செரித்து சத்துக்களைப் பெற்றுக்கொண்டு எஞ்சியதை வெளியேற்றுகிறது சிறுகுடல்.

- சிறுகுடலிலிருந்து வந்த உணவு மிச்சத்தில் எஞ்சிய சக்தியை உறிஞ்சிவிட்டு, மலமாக வெளியே தள்ளுகிறது பெருங்குடல்

- தனக்கு இரைப்பையிலிருந்து கிடைத்த உணவின் சக்தியை, தேவைக்குத் தகுந்து பிரித்தனுப்புகிறது மண்ணீரல்

- சுவாசம் மூலமாக உள்ளே வந்த காற்றிலுள்ள ஆற்றலைப் பிரித்தெடுத்துக் கொண்டு, மிஞ்சிய அசுத்தக் காற்றை வெளியே அனுப்புகிறது நுரையீரல்

- தனக்குள் வந்த இரத்ததிலுள்ள ரசாயனங்களை, நச்சுத்தன்மையை அகற்றி விட்டு, சுத்தமான இரத்தத்தை வெளியேற்றுகிறது கல்லீரல்.

- கல்லீரலில் இருந்துவந்த பித்த நீரைச் சேமித்து, தேவைக்கேற்ப செரிமானத்திற்கு உதவுகிறது பித்தப்பை.

- இரத்தத்தில் கலந்துள்ள கழிவுப் பொருட்களை பிரித்தெடுத்து வெளியேற்றுகிறது சிறுநீரகம்.

- சிறுநீரகத்திலிருந்து வரும் கழிவுகளிலிருந்து எஞ்சியுள்ள சக்தியை எடுத்துக்கொண்டு, சிறுநீரை வெளியேற்றுகிறது சிறுநீர்ப்பை.

நாம் பார்த்த பத்து உறுப்புக்கள் மட்டுமல்ல, உடலில் அமைந்துள்ள எல்லா உறுப்புக்களின் வேலையுமே இது ஒன்றுதான்.

சக்தியைக் கிரகிப்பதும், எஞ்சியதை வெளியேற்றுவதும் ஆன இயக்கங்களிலும் பங்குண்டு. அவற்றின் முக்கியமான பணிகளை நாம் பின்னர் அறியலாம்.

துணை உறுப்புக்களான சிறுகுடல், இரைப்பை, பெருங்குடல், சிறுநீர்ப்பை, பித்தப்பை... ஆகியவை 'பை' வடிவ உறுப்புக்களாகும்.

இவற்றில் இரைப்பை, சிறுகுடல் நேரடியாக உணவோடும், பெருங்குடல், சிறுநீர்ப்பை நேரடியாக கழிவுகளோடும், பித்தப்பை சேமிப்புப் பையாகவும், தொடர்போடு அமைந்துள்ளன. துணை உறுப்புக்களின் ஒரே ஒரு வேலை சக்தி உட்கிரகிப்பும், கழிவு வெளியேற்றமும் ஆகும்.

ராஜ உறுப்புக்களின் பணிகளில் இத்துணை உறுப்புக்கள் பங்கேற்பனவாக உள்ளன. உடலில் இன்னும் சில உறுப்புகள் இருக்கின்றன என்றாலும் இந்த 10 உறுப்புக்களை மட்டுமே கூறுகின்றீர்களே? என்று நீங்கள் நினைக்கலாம்.

நாம் உடலின் அரசனாக கற்பனை செய்து கொண்டிருக்கும் மூளை (Brain) கூட முக்கியமான உறுப்பில்லை எனலாம். ஏனெனில், ஐந்து ராஜ உறுப்புக்களின் பிரதிபலிப்பு பகுதியாகவும், ஆளுகைக்குட்பட்ட பகுதியாகவுமே மூளை அமைந்துள்ளது.

ராஜ உறுப்புக்களின் பணிகளில் உதவுவதற்கான தொடர்பாகவே மூளை செயல்படுகிறது.

உதாரணமாக, "மது அருந்தியவருடைய சிறுமூளை பாதிக்கப்படுவதால் அவர் நினைவு தடுமாறுகிறது" என்று கூறப்படுகிறது. ஒருவர் மது அருந்தினால் கல்லீரல் தான் பாதிப்படைகிறது. கல்லீரலின் ஆதிக்கத்திற்கு உட்பட்ட மூளையின் ஒரு பகுதியில் கல்லீரலின் பாதிப்பு பிரதிபலிக்கிறது. நினைவு தடுமாற்றம் கல்லீரலில் இருந்துதான் சிறுமூளைக்குச் செல்கிறது.

இவ்வாறு, ஐந்து உறுப்புக்களின் ஒருங்கிணைந்த பிரதிபலிப்புப் பகுதியாகத்தான் மூளை இருக்கிறது. மூளையின் கட்டுப்பாட்டில் இவ்வுறுப்புக்கள் இல்லை என்பதை நாம் சிந்தித்து உணர வேண்டும்.

உடலின் இயக்கத்திற்குக் காரணமான ஐந்து உறுப்புக்களையும், அவற்றில் துணை வெளிப்புற உறுப்புக்கள் எவை எவை என்பதையும் நாம் அறிந்துள்ளோம்.

உள்ளுறுப்பு	**துணை உறுப்பு**	**புற உறுப்பு**
இதயம்	சிறுகுடல்	நாக்கு
மண்ணீரல்	இரைப்பை	உதடுகள்
நுரையீரல்	பெருங்குடல்	மூக்கு
சிறுநீரகம்	சிறுநீர்ப்பை	காதுகள்
கல்லீரல்	பித்தப்பை	கண்கள்

உள்ளுறுப்பு மற்றும் துணை உறுப்பிற்கு இடையிலான தொடர்பு என்ன என்பதையும், இவ்வுறுப்புக்களுக்கிடையில் சக்தி பரிமாற்றம் எவ்வாறு நடைபெறுகிறது என்பதையும் இனி அறியலாம்.

4

உடலும் உலகமும்

நாம் உள்ளுறுப்புக்களின் வாயிலாக உடலையும், அதன் இயல்பையும் உணர்ந்து வருகிறோம். இன்னும், உடல் பற்றிய தெளிவைப் பெற உலகத்தின் அமைவைப் புரிய முயல்வோம்.

'உடலே உலகம்; உலகமே உடல்' (Micro cosm in Macro Cosm; Macro cosm is Micro cosm) என்று கூறக் கேள்விப்பட்டிருக்கிறோம்.

இவ்வுலகம் நிலம், நெருப்பு, காற்று, நீர், மரம் என்ற ஐந்து அடிப்படைச் சேர்க்கையினால் ஆனது. இவைகள் பொருட்களாலான தன்மைகள்!.

நிலத்தின், நெருப்பின், காற்றின், நீரின், மரத்தின் தன்மைகளால் ஆனது உலகம்.

"நிலம் தீ நீர் வளி விசும்போடு ஐந்தும்
கலந்த மயக்கம் உலகம் ஆதலின்"

என்று உலகின் தன்மையை தமிழின் பழம்பெரும் நூலான தொல்காப்பியம் குறிப்பிடுகிறது.

'பஞ்சபூதங்கள்' என்று வடமொழியில் அழைக்கப்படும் இந்த மூலகங்களின் இணைவுதான் மனித உடலும்! உலகிலுள்ள இதே தன்மைகளின் ஒருங்கிணைந்த உருவமாக நமது உடல் அமைந்துள்ளது.

நெருப்பு
நிலம்
காற்று
நீர்
மரம்

... என்ற ஐந்து மூலகங்கள் உலகில் இருப்பது வெளிப்படையாகக் காணும்படி அமைந்துள்ளது. ஆனால், இத்தன்மைகள் உடலில் எங்கே உள்ளன?

இவை ஐந்தும் பொருட்கள் அல்ல, தன்மைகள் என்பதை முன்பே அறிந்துள்ளோம். இத்தன்மைகள் உடலின் உள்ளுறுப்புக்கள் மூலம் இயங்குகிறது. எந்தெந்த மூலகங்களோடு, எந்தெந்த உள்ளுறுப்புக்கள் தொடர்பு கொண்டுள்ளன என்பதை அறியலாம்.

நெருப்பு மூலகம்

நெருப்பினுடைய தன்மை வெப்பத்தைத் தருவதாகும். நம் உடலில் வெப்பத்தோடு நேரடியாக தொடர்பு கொண்டுள்ள உறுப்புக்கள் எவை? இதயமும், அதன் துணை உறுப்பான சிறுகுடலும். இதயம், இரத்த ஓட்டத்தின் மூலம் உடலின் வெப்பத்தைப் பராமரிக்கிறது.

அதேபோல, சிறுகுடல் வெப்பத்தால் உணவுகளை சிதைத்து, அதிலிருந்து வெப்ப சக்தியைப் பெறுவதாக அமைந்துள்ளது.

உடலில் நெருப்பு மூலகத்தின் பணிகளை இதயமும், சிறுகுடலும் நிறைவேற்றுகின்றன. இவற்றில் இதயத்தோடு துணைநிற்கும் உறுப்பாக சிறுகுடல் விளங்குகிறது.

நிலம் மூலகம்

நில மூலகத்தின் தன்மை தன்னுள் விழுகிற விதையைத் தன்வயப்படுத்தி, அதன் ஆற்றலை வெளிப்படுத்துவதாகும். நம் உடலிற்குத் தேவையான ஆற்றலை உணவிலிருந்து வெளிப்படுத்தும் உறுப்பு மண்ணீரல். உணவு செரிமானத்தில் மண்ணீரலோடு இணைந்து உதவுவது இரைப்பை.

நிலம் மூலகத்தை 'மண்' என்ற சொல்லாலும் குறிக்கலாம். 'மண்' என்ற சொல்லைக் கொண்டிருக்கும் மண்ணீரல் நிலம் மூலகத்தின் பிரதான உறுப்பாகும்.

காற்று மூலகம்

உலகத்தின் உயிர்ச்சக்தியை வழங்குவது காற்றாகும்.

'ஆக்ஸிஜன்' என்ற ஆங்கிலச் சொல்லை 'உயிர்வளி' என்று தமிழ் கூறுகிறது. உயிர்ப்பை அளிக்கும் காற்றோடு தொடர்புடைய உடல் உறுப்பு நுரையீரல், காற்றிலிருந்து உயிர்ச்சக்தியைப் பெற்று

உடலிற்குத் தருவது இவ்வுறுப்பின் தலையாய பணியாகும்.

அதேபோல, காற்றின் மூலம் கழிவுகளைச் சிதைக்கும் வேலையை பெருங்குடல் செய்கிறது. காற்று மூலகத்தின் பணிகளை உடலில் நுரையீரலும், பெருங்குடலும் செய்கின்றன.

நீர் மூலகம்

நீர் என்பது சுத்திகரிப்பதும், குளிர்ச்சியுமாகும். நீர் மூலகத்தோடு நேரடியாகத் தொடர்புடைய உடல் உறுப்புக்கள் சிறுநீரகமும், சிறுநீர்ப்பையும் ஆகும்.

இந்த இரண்டு உறுப்புக்களின் பெயர்களிலும் 'நீர்' அமைந்துள்ளது. இரத்தத்திலிருந்து கழிவுகளைப் பிரித்து, அவற்றை சிறுநீராக மாற்றி சிறுநீரகங்கள் சிறுநீர்ப்பை மூலமாக வெளியேற்றுகிறது.

நீர் மூலகப் பணிகளை உடலில் செய்வதற்கு சிறுநீரகமும் அதன் துணை உறுப்பான சிறுநீர்ப்பையும் உதவுகின்றன.

மரம் மூலகம்

மரம் என்றாலே பசுமை தான். உலகத்தின் நச்சுக்களை உட்கிரகித்து, அவற்றை தன்வயப்படுத்தி பூமியின் பசுந்தன்மையைக் காப்பது மரமாகும்.

உடலின் நச்சுத்தன்மையை உட்கிரகித்து, தன்வயப்படுத்தி உடலைச் செழுமையாக வைத்திருப்பது கல்லீரலாகும். மரத்தைப் போலவே கல்லீரலும் அதன் ஒரு பகுதியை வெட்டினாலும் வளரும் தன்மையுடையது.

நம் உடலில் மர மூலகத்தின் பணிகளை கல்லீரல் மேற்கொள்ள, அதற்குத் துணையாக பித்தப்பை செயல்படுகிறது.

... இவ்வாறு உலகின் ஐந்து மூலகங்கள் உடலின் மூலகங்களாக பரிணமிக்கின்றன.

மூலகங்களையும், அவற்றின் உள்ளுறுப்புக்களையும், வெளியுறுப்புக்களையும் வரிசைப்படுத்துவோம்.

மூலகம்	உள்ளுறுப்பு	துணையுறுப்பு	வெளியுறுப்பு
நெருப்பு	இதயம்	சிறுகுடல்	நாக்கு
நிலம்	மண்ணீரல்	இரைப்பை	உதடுகள்
காற்று	நுரையீரல்	பெருங்குடல்	மூக்கு
நீர்	சிறுநீரகம்	சிறுநீர்ப்பை	காதுகள்
மரம்	கல்லீரல்	பித்தப்பை	கண்கள்

ஐந்து மூலகங்களின் இயல்பான இயக்கம் உடல் நலத்தைத் தருகிறது. இவற்றில் ஏற்படும் சீர்கேடு உள்ளுறுப்புக்களின் பணிகளை பாதித்து, அவை வெளிப்புற உறுப்புக்களின் மூலமாக வெளிப்படுகின்றன.

ஒவ்வொரு வெளிப்புற உறுப்பின் மாற்றமும், உடலில் உள்ளே இருக்கும் மூலகங்களில் ஒன்றும், உள்ளுறுப்புக்களும் பாதிப்படைந்து இருப்பதைக் கூறுகிறது.

மூக்கின் மாற்றம் - நுரையீரல் சக்திக் குறைவையும், மூலகத்தின் சீர்கேட்டையும் நமக்கு அறிவிக்கிறது.

கண்களின் மாற்றம் - கல்லீரல் சக்திக் குறைவையும் மர மூலகத்தின் சீர்கேட்டையும் நமக்கு அறிவிக்கிறது.

... இவ்வாறு ஒவ்வொரு வெளிஉறுப்பும் அது சார்ந்த உள்ளுறுப்பின் நிலையையும், மூலகத்தின் நிலையையும் நமக்கு அறிவிக்கிறது.

புற உறுப்புக்களின் மாற்றம் என்பது இயல்பாக இருப்பதிலிருந்து மாறி தொந்தரவாக இருப்பதைக் குறிக்கிறது.

நம்முடைய உறுப்புக்களின் இருப்பை சாதாரண நிலையில் நாம் அறிவதில்லை. உதாரணமாக, நமக்கு கை இருக்கிறது என்ற எண்ணம் அதில் ஏதாவது தொந்தரவு ஏற்படும் போதுதான் தோன்றுகிறது. அப்படி, இயல்பான நிலையிலிருந்து வெளி உறுப்புக்கள் தொந்தரவு தருபவையாக மாறுவது மூலகச் சீர்கேட்டைக் குறிக்கிறது.

மூலகம் உள்ளுறுப்பு வெளியுறுப்பு என்ற மூன்று விசயங்களையும் மீண்டும் மீண்டும் படித்து மனதில் நிறுத்திக் கொள்ளுங்கள். இது தான் நோயை அதன் சிகிச்சையை அறியும் முதல் நிலை.

ஒருவர் மூக்குத் தொந்தரவோடு இருக்கிறார் என்றால், அவருடைய நுரையீரலும் காற்று மூலகமும் பாதிக்கப்பட்டிருப்பதை அறியலாம்.

அவர் உடலில் காற்று மூலகத்தைச் சீர்படுத்தினால் நுரையீரல் இயல்புக்குத் திரும்பும். மூக்கில் ஏற்பட்ட தொந்தரவும் மறையும்.

மேற்கண்ட முக்கியமான விசயங்கள் இவ்வாறு சிகிச்சையோடு தொடர்புடையனவாக அமைந்துள்ளன.

சரி, சிகிச்சையை எப்படி மேற்கொள்வது?

நாம் இன்னும் சில அடிப்படைப் பாடங்களைக் கற்ற பின்னால் சிகிச்சைக்கு வருவோம்.

- மூலகங்களின் பலவீனம் உள்ளுறுப்புக்களை பாதிக்கிறது. வெளியுறுப்புக்களிலும் வெளிப்படுகிறது. அப்படியானால் மூலகங்களின் சீர்கேட்டிற்கு எது காரணம்?

- வெளிப்புற உறுப்புக்களை மட்டுமே வைத்துக் கொண்டு நோயை அறிந்து விட முடியுமா?

... மேற்கண்ட கேள்விகளுக்கு விடைகண்ட பின்னரே நாம் சிகிச்சை பற்றி அறியலாம்.

5

நோய் முதல் நாடி

நம்முடைய இயற்கை விதிமீறல்களால் கழிவுகள் உடலின் உள்ளுறுப்புகளில் தேங்குகிறது.

நம் உடலின் இயற்கைத் தேவையைப் புறக்கணிப்பதே இயற்கை விதி மீறலாகும். இவ்வாறு, உள்ளுறுப்புக்களில் கழிவுகள் தேங்குகின்றன. எந்த உறுப்பில் அக்கழிவுகள் தேங்குகின்றனவோ அந்த உறுப்பையும் அது சார்ந்த மூலகத்தையும் பாதிக்கின்றன. இதனால் மூலகச் சீர்கேடு ஏற்படுகிறது.

ஒரு மூலகம் சீர்கெடும்போது அதோடு தொடர்புடைய பிற மூலகங்களும் பலவீனம் அடைகின்றன.

ஒரு மூலகமும் இன்னொரு மூலகமும் எந்த அடிப்படையில் தொடர்பு கொண்டுள்ளன?

ஒவ்வொரு மூலகமும் தனக்கான சக்தியை உணவு, காற்று, நீர், பிரபஞ்ச சக்தி போன்ற அனைத்தில் இருந்தும் பெறுகிறது. இச்சக்தியை முழுமையாகப் பெற வேண்டுமென்றால், உடலின் ஐந்து ராஜ உறுப்புக்களும் முழுமையாக இயங்க வேண்டும். கழிவுகள் தேங்கியுள்ள ஒரு உறுப்பு சரிவர இயங்கவில்லை என்றால், அது அவ்வுறுப்பு சார்ந்த மூலகத்தைப் பாதிக்கிறது என்பதை அறிந்தோம்.

உதாரணமாக நுரையீரலில் சளிக்கழிவு தேங்கியுள்ளது. இப்போது நுரையீரலின் இயல்பான இயக்கம் பாதிக்கப்பட்டு, அதன் மூலகத் தன்மையான காற்றும் சீர்கெடுகிறது.

ஒவ்வொரு தனி மூலகமும் இன்னொரு மூலகத்தின் சக்தியைப் பெறுகிறது.

- நிலம் மூலகம் நெருப்பு மூலகத்திலிருந்து சக்தியைப் பெற்று இயங்குகிறது.

- காற்று மூலகம் நிலம் மூலகத்திலிருந்து சக்தியைப் பெற்று இயங்குகிறது.
- நீர் மூலகம் காற்று மூலகத்திலிந்தும்
- மரம் மூலகம் நீர் மூலகத்திலிருந்தும்
- நெருப்பு மூலகம் மரம் மூலகத்திலிருந்தும் சக்தியைப் பெற்று பலமடைகின்றன.

... இது சக்தி சுழற்சியாகும். இச்சுற்றை நாம் ஒரு வரைபடம் மூலம் உணரலாம்.

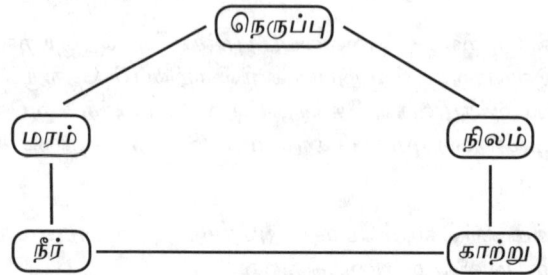

இந்த சுழற்சி உடலின் உள்ளுறுப்புக்களிலும் சக்திப் பரிமாற்றமாக நிகழ்கிறது.

தன்னுடைய இயல்பான பணிகளை முடித்துவிட்டு, எஞ்சிய சக்தியை 'சுழற்சி'யின் அடிப்படையில் அடுத்த உறுப்பிற்குக் கொடுக்கிறது.

- இதயம் மண்ணீரலிற்கும்
- மண்ணீரல் நுரையீரலிற்கும்
- நுரையீரல் சிறுநீரகத்திற்கும்
- சிறுநீரகம் கல்லீரலிற்கும்
- கல்லீரல் இதயத்திற்கும்

... சக்திப் பரிமாற்றத்தை நிகழ்த்துகின்றன.

ஒரு மூலகம் இன்னொரு மூலகத்திற்குத் தன்னுடைய சக்தியைப் பகிர்ந்துகொள்கிறது அல்லவா? இதில் கொடுக்கிற மூலகம் தாயாகவும், பெறுகிற மூலகம் சேயாகவும் கருதப்படுகிறது.

உதாரணமாக,

நெருப்பிலிருந்து நிலம் சக்தியைப் பெறுகிறது.

இதில் கொடுப்பது நெருப்பு தாய் மூலகம்

பெறுவது நிலம் சேய் மூலகம்

... என அறியலாம்.

இதே சக்திச் சுழற்சியை இன்னொரு விதமாகவும் அறியலாம்.

தாய் மூலகம் தன் சேய் மூலகத்திற்கு சக்தியைக் கொடுக்கிறது.

தாய் மூலகத்தில் சக்திக்குறைபாடு ஏற்பட்டால் இந்தச் சுற்று என்ன ஆகும்?

தாய் முழுமையான சக்தியோடு இருக்கும் போதுதான் சேய்க்கு சக்திப் பரிமாற்றம் முழுமையாக நிகழும். தன்னுடைய சக்தியே குறைபட்டுப்போய் இருக்கும்போது சேய்க்குப் போதுமான அளவு சக்தியை தாய்மூலகம் தராது.

உதாரணமாக, நில மூலகத்தின் சக்தி குறைபட்டிருந்தால், காற்று மூலகத்தில் சக்திக்குறைபாடு தோன்றும்.

இதிலிருந்து நாம் என்ன விளங்குகிறோம்?

ஏதாவது ஒரு மூலகம் சீர்கெட்டிருந்தால் அதற்குக் காரணமாக அதன் தாய் மூலகமும் இருக்கும்.

அதெப்படி தாய் மூலகம் காரணம்?

சேய் மூலகம் தனியாக பலவீனம் அடைந்திருந்தால், சக்தி நிறைந்த அதன் தாய் மூலகம் தன் சக்தியின் மூலம் சேயின் பலவீனத்தைப் போக்கி இருக்க முடியும் அல்லவா?

தாய் மூலகமும் பலவீனமாக இருப்பதால் தான் சேய் மூலகத்தின் பாதிப்பைச் சீர்படுத்த முடியவில்லை.

எனவே, இந்தச் சுற்றிலிருந்து நாம் எதை அறிந்துகொள்கிறோம்?

- ஒரு மூலகம் பலமானதாக இருந்தால், அதற்கு அந்த மூலகமும், அதன் தாய் மூலகமுமே காரணமாக இருக்கிறது.

- ஒரு மூலகம் பலவீனமானதாக இருந்தால், அதற்கு அந்த மூலகமும் அதன் தாய் மூலகமுமே காரணமாக இருக்கிறது.

... இந்த இரு விசயங்களையும் நாம் சக்தி பரிமாற்றச் சுற்றுக்களின் மூலம் உணர்கிறோம். நாம் அறிந்த இவ்விசயங்கள் எங்கு பயன்படும்?

சிகிச்சையில் மிக முக்கியமான பகுதியை இந்த மூலகத்தைக் கண்டுபிடிக்கும் முறைதான் பெறப்போகிறது.

ஒரு உள்ளுறுப்பு சீர்கெட்டுள்ளது என்பதை அதன் வெளிப்புற அறிகுறிகள் மூலம் நாம் உணர்கிறோம். எந்த மூலகம் சீர்கெட்டுள்ளது என்பதை அந்த உறுப்பைக் கொண்டு உணர்கிறோம்.

இப்போது, சிகிச்சை அளிக்க வேண்டுமானால் சீர்கேடு அடைந்த ஒரு மூலகத்திற்கு மட்டும் சிகிச்சை அளித்தால் போதாது. அதன் தாய் மூலகத்திற்கும் சேர்த்து சிகிச்சை அளிக்க வேண்டும். சிகிச்சை பற்றிய இவ்விசயத்தை சக்திப் பரிமாற்றச் சுற்றுதான் நமக்கு அறிவிக்கிறது.

இச் சுற்றில் எது தாய் மூலகம்? எது சேய் மூலகம்? என்பதையும், அம்மூலகத்தோடு தொடர்புடைய உள்ளுறுப்பு எது என்பதையும், உள்ளுறுப்போடு தொடர்புடைய புற, உறுப்பு எது என்பதையும் மீண்டும் படித்துப்பார்த்து நினைவில் கொள்ளுங்கள்.

எந்த உள்ளுறுப்பு பலவீனம் அடைந்துள்ளது என்பதை அதன் வெளியுறுப்பு மூலமாக கண்டறியும் முறையை நாம் அறிந்தோம்.

இன்னும் சில எளிமையான நோயறிதல் முறைகளையும் காண்போம்.

6

சுவை உணர்வும், மன உணர்ச்சியும்!

ஒவ்வொரு உள்ளுறுப்பும், ஒரு புற உறுப்போடு தொடர்பு கொண்டிருக்கிறது. அப் புறஉறுப்புகளின் தொந்தரவுகளைக் கொண்டே உள்ளுறுப்பின் நிலையை அறியலாம்.

அதேபோல ஒவ்வொரு உள்ளுறுப்பும் ஒரு சுவையோடு தொடர்பு கொண்டிருக்கிறது. அச்சுவைகளின் மேலுள்ள விருப்பு வெறுப்புக்களைக் கொண்டும் உள்ளுறுப்புக்களின் நிலையை நாம் அறியலாம்.

உதாரணமாக, இனிப்புச் சுவை மண்ணீரலை பிரதிபலிப்பதாக அமைந்துள்ளது. ஒருவருக்கு இனிப்புச் சுவை எப்போதுமே தேவைப்பட்டாலோ அல்லது பிடிக்காவிட்டாலோ மண்ணீரல் சீர்கெட்டுள்ளது என்பதை அறியலாம்.

அதேபோல, இதே இனிப்புச் சுவையை அதிக அளவில் தொடர்ந்து சாப்பிட்டு வந்தாலும் மண்ணீரல் சீர்கேடு அடையும்.

- ஒரு சுவை அதிகமாக எப்போதும் தேவைப்படுவதையோ அல்லது பிடிக்காமல் இருப்பதையோ வைத்து சீர்கேடடைந்த உள்ளுறுப்பைக் கண்டுபிடிக்கலாம்.
- ஒரே சுவையை அளவுமீறி உண்ணும் போது அந்தச் சுவை அதனோடு தொடர்புடைய உள்ளுறுப்பை பாதிக்கிறது.

உள்ளுறுப்புகளையும் அவற்றின் சுவைகளையும் பட்டியலிடுவோம்.

இதயம்	கசப்பு
மண்ணீரல்	துவர்ப்பு, இனிப்பு
நுரையீரல்	காரம்
சிறுநீரகம்	உப்பு
கல்லீரல்	புளிப்பு

... இப்படி ஒவ்வொரு உறுப்பையும் நாம் படிக்கும் போதே, அவற்றின் வெளியுறுப்பையும் மூலகத்தையும் நம் நினைவில் கொண்டுவர வேண்டும். இவ்வாறு, உள்ளுறுப்போடு தொடர்புடைய ஒவ்வொன்றையும் நாம் நினைவில் நிறுத்திக் கொண்டேயிருந்தால் எந்த ஒரு தொந்தரவுள்ள நபரைப் பார்த்தாலும் எந்த உள்ளுறுப்பு பலவீனம் என்பதையும், எந்த மூலகத்திற்கு சிகிச்சை தேவை என்பதையும் எளிதாக அறிய முடியும்.

நோயறிதலையும், சிகிச்சையையும் எளிமையாக மாற்றிக் கொண்டால், நோய்களிலிருந்தும் மருந்துகளில் இருந்தும் நம்மால் விடுபட முடியும்.

இவ்வாறு, சுவையுணர்வின் வெளிப்பாட்டைக் கொண்டும் உள்ளுறுப்பின் நிலையை அறியலாம்.

தொடர்ந்து உள்ளுறுப்பிற்கும் மன உணர்ச்சிக்குமான தொடர்பை அறிவோம்.

சுவை உணர்வைப் போலவே, ஒவ்வொரு உணர்ச்சியும் ஒவ்வொரு உள்ளுறுப்பை பாதிக்கிறது. உள்ளுறுப்பின் பாதிப்பு மன உணர்ச்சியை ஏற்படுத்துகிறது.

தமிழில் உடல் நலம் பாதித்த ஒருவர் தன் இயல்பிற்குத் திரும்புவதைக் குறிக்க மூன்று சொற்கள் பயன்பாட்டில் உள்ளன.

நலமடைதல், குணமடைதல், சுகமடைதல்.

நலம் என்ற சொல் உள்ளுறுப்புக்கள் தன் இயல்பிற்குத் திரும்புவதையும், குணம் என்ற சொல் மனது தன்னியல்புக்குத் திரும்புவதையும் குறிக்கிறது.

உடலும், மனதும் தன்னியல்பிற்குத் திரும்புவதை சுகம் என்ற சொல் குறிக்கிறது.

இச் சொற்களின் மூலம் ஆரோக்கியம் என்பது உடல்நலம், மனநலம் இணைந்தது என்பதையும், உடல் மனதையும், மனது உடலையும் பாதிக்கும் என்பதையும் அறிய முடிகிறது.

இயல்புக் குணமான அமைதி கெடுவதே உணர்ச்சி அல்லது குணக்கேடு எனப்படுகிறது. ஒவ்வொரு உள்ளுறுப்பும் மனதில் ஏற்படுத்தும் குணக்கேடுகளை வரிசையாகக் காண்போம்.

- அதிக மகிழ்ச்சி, பெருமை... என்ற உணர்ச்சி இதயத்தின் வெளிப்பாடாகும் இதயத்தின் சக்தி ஓட்டம் குறைவுபடும்போது பெருமை தோன்றுகிறது. அதேபோல, பெருமை என்ற உணர்ச்சி தோன்றுவதால் இதயத்தின் சக்தி ஓட்டம் மாறுபடுகிறது.

- கவலை என்ற உணர்ச்சி மண்ணீரலின் வெளிப்பாடாகும். மண்ணீரலின் சக்தி ஓட்டம் மாறுபடும் போது கவலை ஏற்படுகிறது. அதேபோல, கவலை தோன்றுவதாலும் மண்ணீரல் பாதிப்படைகிறது. உதாரணமாக, பசி ஏற்பட்டிருக்கும் நிலையில் ஒருவருக்கு கவலைதரும் செய்தி சொல்லப்பட்டால் பசி அவருக்கு மறைந்துவிடும். அதேபோல, பசி ஏற்பட்டு சாப்பிடமுடியாத நிலையில் மனதில் கவலை தோன்றும்.

- துக்கம் என்ற உணர்ச்சி நுரையீரலின் வெளிப்பாடாகும். நுரையீரல் பாதிப்பு துக்கத்தையும், துக்கம் நுரையீரல் பாதிப்பையும் ஏற்படுத்துகிறது. துக்கத்தால் அழும் ஒருவருக்கு நுரையீரல் கோளாறான மூச்சிரைப்பு ஏற்படுகிறது.

- பய உணர்ச்சி சிறுநீரகத்தின் வெளிப்பாடாகும். பயம் சிறுநீரகத்தையும், சிறுநீரக பாதிப்பு பயத்தையும் ஏற்படுத்துகிறது. குழந்தைகளை பயமுறுத்தினால் சிறுநீரகம் பலமிழந்து உடனே சிறுநீர் கழித்து விடுவார்கள். அதேபோல, சிறுநீரக நோயாளிகள் பய உணர்ச்சியால் பாதிக்கப்பட்டிருப்பார்கள்.

- எரிச்சல் கல்லீரலின் வெளிப்பாடாகும். எரிச்சல், கோப உணர்ச்சி கல்லீரலையும், கல்லீரல் பாதிப்பு எரிச்சல், கோபத்தையும் ஏற்படுத்துகிறது. மது அருந்திய ஒருவருடைய கல்லீரல் சக்தி குலைவால் எரிச்சலும், கோபமும் தோன்றுகின்றன. அதே போல, கோபமுள்ளவர்களுக்கு கல்லீரல் பாதிப்பினால் ரத்த அழுத்தமும், வியர்வையும் ஏற்படுகின்றன.

... இவ்வாறு ஒவ்வொரு உணர்ச்சியும் ஒவ்வொரு உறுப்பிலிருந்து அதன் பாதிப்பினால் வெளிப்படுகிறது. இந்த ஐயுணர்ச்சிகளிலிருந்து தான் எல்லாவிதமான விரும்பத் தகாத எண்ணங்களும் தோன்றுகின்றன.

இதைத்தான் ஆங்கிலேயேர்கள்

"ஆரோக்கியமான உடலிலிருந்து தான் ஆரோக்கியமான சிந்தனை பிறக்கும்" (Sound Body; Sound Mind) என்று கூறுகிறார்கள்.

இப்போது உணர்ச்சிகளையும் உள்ளுறுப்புக்களையும் பட்டியலிடலாம்.

இதயம்	பெருமை
மண்ணீரல்	கவலை
நுரையீரல்	துக்கம்
சிறுநீரகம்	பயம்
கல்லீரல்	கோபம்.

இதுவரை நாம் அறிந்துள்ளவற்றை நினைவுபடுத்திவிட்டுத் தொடர்வோம்.

- உடலின் அனைத்து விதமான இயக்கங்களுக்கும் ஐந்து உள்ளுறுப்புக்களே காரணமாக உள்ளன.

- ஒவ்வொரு உள்ளுறுப்பும் முகத்தில் அமைந்துள்ள ஒரு வெளியுறுப்போடு தொடர்பு கொண்டுள்ளது.

- ஐந்து மூலகங்களுடைய தன்மையைப் பிரதிபலிப்பதாக உள்ளுறுப்புக்கள் அமைந்துள்ளன.

- ஒவ்வொரு மூலகமும் இன்னொரு மூலகத்திற்கு சக்தி அளிப்பதாக அமைந்துள்ளது.

- உள்ளுறுப்பு ஒவ்வொன்றும் ஒரு சுவையைக் கொண்டுள்ளது.

- மனதில் ஏற்படும் உணர்ச்சிகள் உள்ளுறுப்பையும், உள்ளுறுப்பு உணர்ச்சியையும் பாதிக்கின்றன.

- வெளிப்புற உறுப்பு, சுவை, மன உணர்ச்சி போன்றவற்றில் ஏற்படும் மாற்றங்களை வைத்து உள்ளுறுப்பின் பாதிப்பையும் மூலகச் சீர்கேட்டையும் அறிய முடியும்.

இதுவரை நாம் அறிந்தவற்றை ஒருங்கிணைந்த ஒரு பட்டியலின் மூலம் நினைவுபடுத்திக் கொள்வோம்.

மூலகம்	உள்ளுறுப்பு	வெளியுறுப்பு	சுவை	உணர்ச்சி
நெருப்பு	இதயம்	நாக்கு	கசப்பு	பெருமை
நிலம்	மண்ணீரல்	உதடுகள்	துவர்ப்பு	கவலை
காற்று	நுரையீரல்	மூக்கு	காரம்	துக்கம்
நீர்	சிறுநீரகம்	காதுகள்	உப்பு	பயம்
மரம்	கல்லீரல்	கண்கள்	புளிப்பு	கோபம்

உள்ளுறுப்பின் மாற்றங்களை பல்வேறு விதங்களில் நமக்கு அறிவிக்கிறது உடல்.

வெளியுறுப்பு, சுவை, மனநிலை மாற்றங்கள் மட்டுமல்லாது இன்னும் சில வழிகளிலும் தன் பலவீனத்தை உள்ளுறுப்புக்கள் நமக்குத் தெரிவிக்கின்றன.

தொடர்ந்து அவற்றையும் அறிந்துகொள்ளலாம்.

7

நிறங்களின் வெளிப்பாடு

உடலின் இயல்பு மாறியிருப்பதை உள்ளுறுப்புக்களின் சக்தி சீர்கெட்டு இருப்பதை நாம் பல வழிகளிலும் அறிந்து வருகிறோம்.

உடலின் உள்ளே இருக்கும் முக்கிய உறுப்புக்களின் மாற்றம், முகத்தின் உறுப்புக்களிலும், சுவை மாறுபாட்டிலும், உணர்ச்சி வெளிப்பாட்டிலும் வெளிப்படுகிறது. உடலில் தோன்றும் நிறங்களின் மூலமும் உள்ளுறுப்பு மாற்றத்தை உணரலாம்.

ஒவ்வொரு மூலகத்திற்கும் ஒரு நிறம் இருக்கிறது. அந்நிறம் உடலின் இயல்பிற்கும் மாறாக வெளிப்படுமானால் அது ஒரு மூலகத்தின் சீர்கேடாகும்.

மூலகங்களையும் அவற்றோடு தொடர்புடைய நிறங்களையும் பார்ப்போம்.

நெருப்பு	சிவப்பு
நிலம்	மஞ்சள்
காற்று	வெண்மை
நீர்	கறுப்பு
மரம்	பச்சை

... இந்த நிறங்கள் இயல்புக்கு மாறாக உடலில் தோன்றுமானால் அது வெளிப்புற அறிகுறிகளில் ஒன்றாகும்.

நாம் ஏற்கனவே அறிந்துள்ளவற்றையும் நிறங்களையும் தொடர்புப்படுத்தி சீர்கேடு அடைந்துள்ள மூலகத்தைக் கண்டறியும் சோதனைகளை மேற்கொள்வோம்.

- கண்கள் சிவப்பாதல்

  இதில் கண்கள் கல்லீரலையும், கல்லீரல் மர மூலகத்தையும் குறிக்கிறது. சிவப்பு நெருப்பு மூலகத்தையும் காட்டுகிறது.

மேற்கண்ட மாற்றம் மர, நெருப்பு மூலகங்கள் பாதிப்படைந்துள்ளதை வெளிப்படுத்துகிறது.

- கண்களில் மஞ்சள் நிறம்

    கண்கள் (கல்லீரல்) மர மூலகத்தையும், மஞ்சள் நிறம் நில மூலகத்தையும் குறிக்கிறது.

மர, நில மூலகங்கள் சீர்கேடு அடைந்துள்ளன.

- நாக்கில் வெண்மை நிறம்

    நாக்கு (இதயம்) நெருப்பு மூலகத்தையும், வெள்ளை காற்று மூலகத்தையும் குறிக்கிறது.

இதில் நெருப்பு, காற்று மூலகங்கள் பாதிப்பு அடைந்துள்ளன.

இவ்வாறு, நிறங்கள் வெளிப்படும் பகுதிகளைக்கொண்டு பாதிப்படைந்துள்ள மூலகங்களைக் கண்டறியலாம்.

இப்படி, மூலகங்களைக் கண்டுபிடிப்பதுதான் சிகிச்சை அளிப்பதற்கான வழிமுறையை எளிமையாக்கும்.

வெளிப்புற உறுப்புக்கள், குணமாறுபாடு, சுவை மாறுபாடு, நிற மாறுபாடு... போன்ற மாற்றங்களை நமக்கு தெரியப்படுத்துவதன் மூலம் உடல் தன் சீர்கேட்டை வெளிப்படுத்துகிறது.

மேற்கண்ட மாற்றங்கள் எந்த உள்ளுறுப்போடு தொடர்புடையது என்பதை அறிந்து, அவ்வுள்ளுறுப்போடு தொடர்புடைய மூலகம் எது என்பதையும் கண்டுகொள்ள வேண்டும். சீர்கெட்ட மூலகம் எது என்பதை அறிந்தபின்பு சிகிச்சைக்கான வழிமுறையை அறிவோம்.

அறிகுறிகள் ➔ உள்ளுறுப்பு ➔ மூலகம்

... மேற்கண்ட அடிப்படையில் நாம் அறிந்த வழிகளில் உடலின் அறிவிப்புக்களைக் கொண்டு மூலகத்தைக் கண்டுணரலாம்.

உடல் தன்னுடைய மாற்றங்களை மிகச்சிறிய அளவில், சிறு தொந்தரவுகளாக அறிந்துகொள்ளும் அளவில் இதுவரை வெளிப்படுத்தியது.

இயற்கை சீற்றங்களுக்கு முன்பான அறிவிப்புக்கள் முடிந்த நிலையில் வருகிறது ... பூகம்பம்.

இனி... உள்ளுறுப்புக்கள் தங்கள் பாதிப்பை தொந்தரவுகள் மூலம் பல பகுதிகளில் வெளிப்படுத்துகிறது.

8

உணர்வு உணர்ச்சி மிரட்சி

சுவை உணர்வுகள், நிறமாற்றங்களின் மூலம் தன் அறிவிப்புக்களை வெளிப்படுத்திய உடல், பின்பு உணர்ச்சிகளின் மூலம் வெளிப்படுத்தியது. இறுதிக்கட்டத்தில் ஏற்படும் தொந்தரவுகள் நமக்கு மிரட்சியை ஏற்படுத்துபவைகளாக வெளிப்படுகின்றன.

இந்த வெளிப்பாட்டைத்தான் நாம் நோய் என்று கூறுகிறோம். நோயின் ஆரம்பநிலை என்று மருத்துவர்கள் கூறுவார்கள்.

ஒவ்வொரு உள்ளுறுப்பும் எந்தெந்த பகுதிகள், செயல்கள் மூலம் தன் வெளிப்பாட்டை நிகழ்த்தும் என்பதை இப்போது பார்க்கலாம்.

முதலில் இதயத்தின் சக்திநிலை மாறுபாட்டால் உடலின் சில பகுதிகளில் தொந்தரவுகள் தோன்றும்.

- உடல் வெப்ப நிலையில் மாறுபாடு
- மனநிலை மாறுபாடு
- மார்புக்கூடு, முழங்கை பகுதிகளில் தொந்தரவு
- வியர்வையின் தன்மையில் மாறுபாடு

... போன்றவற்றின் மூலம் இதயத்தின் சக்தி மாறுபாட்டை உணரமுடியும்.

நாம் இயல்பாக, உடல் நலத்தோடு இருக்கும் போது உடலின் எந்த ஒரு உறுப்பும் தன் இருப்பை நமக்கு உணர்த்துவதில்லை.

ஒருவருக்கு கையில் அடிபட்டுவிட்டது. இப்போது அந்தக் கையில் வலியும், வீக்கமும் ஏற்படுகிறது. கையில் வலியோ, தொந்தரவோ ஏற்படாதவரையில் நாம் அந்தக் கை பற்றிச் சிந்தித்திருப்போமா? இயல்பு மாற்றத்தின்போது மட்டும்தான்

நம்முடைய உடல் தன்னுடைய இருப்பை அறிவிப்பாக வெளியிடுகிறது. இதைத்தான் ஆங்கிலத்தில் 'Disease'.

Dis + Easy = Disease

நம்முடைய உடலின் எளிமையான தன்மை அல்லது இயல்புத்தன்மை மாறுபடுவதுதான் Disease.

இங்கே நாம் ஒவ்வொரு உள்ளுறுப்பின் பாதிப்பால் உடலின் வெளிப்புறத்தில் மாறுபாடுகள் தோன்றும் பகுதிகளை அறிந்துகொண்டிருக்கிறோம். இதயத்தின் சக்திக் குலைவால், உடல் வெப்பநிலை, மனநிலை, வியர்வை, மார்புப் பகுதி, முழங்கை போன்ற பகுதிகளில் இயல்புமாற்றம் ஏற்பட்டு தொந்தரவுகளாக வெளிப்படுகின்றன.

உதாரணமாக,

உடலின் வெப்பநிலை கூடுவது, அல்லது குறைவது, மனக்குழப்பத்தினால் அரைகுறைத் தூக்கம், மனநிலை, ஒன்றாக இல்லாமல் தெளிவற்று இருப்பது, வியர்வையில், நாற்றம் கூடுவது வியர்வை அதிகரிப்பது, முழங்கை மற்றும் மார்புக்கூட்டுப் பகுதியில் தொந்தரவு ஏற்படுவது போன்றவைகள் இயல்பிற்கு மாற்றமான செயல்களாகும்.

இவ்வாறு, ஒவ்வொரு உள்ளுறுப்பின் வெளிப்புற இயல்பு மாற்றத்தை நாம் புரிந்துகொள்வோம். அவ்வகையான மாற்றங்கள் வெளிப்படும், இடங்களைத் தொடர்ந்து கவனிக்கலாம்.

இங்கு, மண்ணீரல் சக்தி ஓட்டத்தின் இயல்பு மாற்றம் பிரதிபலிக்கும் பகுதிகளைக் காண்போம்.

- இரத்தம்
- ஜீரணம்
- வயிற்றுப்பகுதி
- உள்ளுறுப்புக்களின் நிலைத்தன்மை
- ஈறுகள், எச்சில்

... போன்றவற்றில் இயல்பு மாற்றம் ஏற்படுவது மண்ணீரல் குறைபாட்டை உணர்த்துகிறது.

அடுத்தது நுரையீரல்

நுரையீரலின் சக்திக் குறைபாட்டை பிரதிபலிக்கும் இடங்கள்.

- காற்று
- மலம்
- சுவாசம்
- தோள்பட்டை, பின் கழுத்துப் பகுதிகள்
- தோல்
- உடலிலுள்ள ரோமங்கள் (தலைமுடி தவிர்த்து)
- சளி

... இதே போன்று, சிறுநீரகங்களின் சக்தி மாறுபாட்டை பிரதிபலிக்கும் இடங்களைக் காண்போம்.

- நீர் சுரப்புக்கள்
- இனப்பெருக்க உறுப்புக்கள்
- மூட்டுக்கள்
- தலைமுடி, நகங்கள்
- எலும்புகள், பற்கள்
- தொண்டை, குரல்
- சிறுநீர்

இயல்பு மாறுபாட்டை நாம் விளங்கிக்கொள்ள பட்டியல் தயாரித்தோமானால் ஐந்து ராஜ உறுப்புக்களின் வெளிப்பாட்டில் உலகில் தோன்றியுள்ள, தோன்றப் போகிற அனைத்துவிதமான நோய்களும் அடங்கும். ஒவ்வொரு பகுதியில் ஏற்படும் இயல்பு மாறுபாட்டை உங்களின் தனித்த சிந்தனைக்கு விடுவதே புரிதலை ஏற்படுத்தும்.

ஐந்தாவது உறுப்பான கல்லீரலை, அதன் சக்திக் குறைபாட்டால் பிரதிபலிக்கும் பகுதிகளைத் தொடர்வோம்.

- பித்த(ம்) நீர்
- தசைகள், நரம்புகள்
- கண்ணீர்
- உடலின் சமநிலை

… இவற்றில் ஏற்படும் மாற்றங்கள் கல்லீரல் குறைபாட்டை அறிவிக்கின்றன.

உடலின் உட்புறம் ஏற்படும் மாற்றங்களை அறிய வெளிப்புற மாற்றங்கள் உதவுகின்றன.

வெளிப்புற உறுப்புக்களின் தொந்தரவுகளும், உடலின் நிறமாற்றமும் வெளிப்படும் உணர்ச்சிகளும் சுவையுணர்வும்… என பல்வேறு வகையான அறிகுறிகள் மூலம் ராஜ உறுப்புக்களின் நிலையை நாம் அறிய முடியும்.

உடலின் உள்ளுறுப்புக்களின் அமைப்பைப் பற்றி எந்த தேவையுமின்றி, அதன் இயக்கத்தைக் கொண்டே உடலை அறியும் முறையை நாம் கற்றுக்கொண்டுள்ளோம்.

நாம் அறிந்த உள்ளுறுப்புக்களை அதன் வெளிப்பாடுகளை நினைவுபடுத்திக் கொள்வோம்.

9

ராஜாக்களின் குறைபாடு

உடலின் இயக்கத்தை நிர்வகிக்கும் ஐந்து ராஜ உறுப்புக்களின் ஒட்டுமொத்தமான வெளிப்புற அறிகுறிகளை அறியலாம்.

வெளிப்படும் அறிகுறிகள் ஒவ்வொன்றையும் நாம் தனித்தனியாகப் புரிந்துகொண்டு பலவீனமடைந்துள்ள உள்ளுறுப்பைக் கண்டறிந்து அதன் மூலம் மூலகத்தை அறிய வேண்டும். ஏனெனில், சீர்கேடு அடைந்துள்ள மூலகத்தை அறிந்த பிறகுதான் சிகிச்சை அளிக்க முடியும்.

புற அறிகுறிகள், மாற்றங்களைக் கொண்டு நோயறியும் முறையை வரிசைப்படுத்திப் புரிந்துகொள்வோம்.

இதயம் (நெருப்பு) மூலகம்

- நாக்கில் ஏற்படும் தொந்தரவுகள்
- கசப்புச்சுவை இயல்புக்கு மாறாக பிடித்தல் அல்லது வெறுத்தல்
- கர்வமும், பெருமையும் வெளிப்படுதல்
- உடலின் எந்தப் பகுதியிலாவது சிவப்பு நிறம் தோன்றுதல்.
- உடலின் இயல்பான வெப்ப நிலையில் ஏற்படும் மாறுபாடு
- மனநிலை மாற்றம், தூக்கமின்மை
- மார்புப்பகுதி, முழங்கையில் தொந்தரவுகள்
- வியர்வையில் இயல்பு மாற்றம்.

... இவைகள் இதயத்தின் சக்திக் குறைபாட்டையும்,

நெருப்பு மூலகத்தின் சீர்கேட்டையும் நமக்கு அறிவிக்கின்றன. இவற்றில் அனைத்துத் தொந்தரவுகளும் இருக்கவேண்டுமென்று

அவசியமில்லை. உடல்நலக் குறைபாடு உடையவர் கூறும் பிரதானத் தொந்தரவு (Master Symptom) மேற்கண்டவைகளில் இருக்கும் ஒன்றை ஒத்துப்போனால் போதும். அது நெருப்புச் சீர்கேட்டைக் குறிக்கிறது.

இதேபோன்றுதான் பிற மூலகங்களின் சீர்கேட்டைக் கண்டறிவதும். பிரதான அறிகுறியானது எந்த மூலகத்தின் வெளிப்பாடு என்பதை அறிந்தால் போதுமானது.

மேலே நாம் கண்ட அறிகுறிகள் சமன்பாடு போன்ற சுருக்கம்தான். இவைகளில் ஒவ்வொன்றையும் நாம் விளக்கினோம் என்றால் உலகில் உள்ள அல்லது தோன்றப் போகும் எல்லாவிதமான தொந்தரவுகளையும் அடக்கிவிடலாம். இவ்வறிகுறிகள் ஒவ்வொன்றையும் நாம் சிந்தித்துத் தெளிவடைந்தால், இச்சிறிய சமன்பாடே உலகம் முழுவதும் உள்ள அறிகுறிகளை அறியும் வழியாக மாறும்.

உதாரணமாக 'சிவப்பு நிறம் தோன்றுதல்' என்ற ஒரு அறிகுறியை உடலில் எங்கெல்லாம் காண முடியும்?

- கண்களில் சிவப்பு நிறம் தோன்றுதல் *(மரம், நெருப்பு)*
- மூட்டுக்களில் வீங்கி, சிவப்பாகுதல், *(நீர், நெருப்பு)*
- நகங்களில் சிவப்பு நிறம் தோன்றுதல் *(நீர், நெருப்பு)*
- அடிபட்ட பகுதிகளில் வீக்கமும், சிவப்பு நிறமும் ஏற்படுதல் *(நெருப்பு, மரம்)*
- தோலின் நிறம் சிவத்தல் *(காற்று, நெருப்பு)*
- மூக்கு சிவப்பாதல் *(காற்கு, நெருப்பு)*
- உதடுகள் புண்ணாகி சிவத்தல் *(நிலம், நெருப்பு)*
- நாக்கு சிவத்தல் *(நெருப்பு)*
- ஈறுகள் வீங்கிச் சிவப்பாதல் *(நிலம், நெருப்பு)*

... இவ்வாறு ஒரே ஒரு அறிகுறியை இன்னும் விதவிதமாக நாம் பார்க்க முடியும், மேலே நாம் அறிந்தவைகளில் சிவப்பு நெருப்பைக் குறிக்கிறது. இந்த நிறமாற்றம் எந்தப் பகுதியில் தோன்றுகிறதோ அது தொடர்புடைய மூலகமும் பாதிப்படைந்துள்ளது என்பதை அறியவேண்டும்.

நாம் இதுவரை அறிந்துவந்த ஒவ்வொரு அறிகுறியையும் தொந்தரவாக வெளிப்படும் விதத்தை சிந்தித்து எளிதாக அறியமுடியும்.

சரி, நாம் பிற மூலகங்களின் ஒட்டுமொத்த அறிகுறிகளைத் தொடரலாம்.

மண்ணீரல் (நிலம் மூலகம்)

- உதடுகளில் ஏற்படும் தொந்தரவுகள்
- துவர்ப்பு, இனிப்புச் சுவைகள் இயல்புக்கு மாறாகக் கூடுதலாகப் பிடிப்பது அல்லது வெறுப்பாக இருப்பது.
- கவலை உணர்ச்சியோடு இருப்பது
- மஞ்சள் நிறம் தோன்றுவது
- இரத்தம் தொடர்பான நோய்கள்
- பசி, ஜீரணம் போன்றவற்றின் தொந்தரவுகள்
- வயிறு, குடல் பகுதிகளின் நோய்கள்
- உள்ளுறுப்புக்கள் தன் நிலையிலிருந்து கீழ் இறங்குதல்
- ஈறுகள், எச்சில்

...போன்றவை நிலம் மூலகத்தின் சீர்கேட்டை அறிவிப்பவைகளாகும்.

நுரையீரல் (காற்று, மூலகம்)

- மூக்கில் ஏற்படும் தொந்தரவுகள்
- காரச்சுவையின் இயல்பு மாறுபாடு
- துக்கமும், அழும் உணர்ச்சியும் தோன்றுவது
- வெள்ளை நிறம் தோன்றுவது
- சளித் தொந்தரவுகள்
- மலம் தொடர்பான தொந்தரவுகள்
- வாயுத் தொந்தரவுகள்

- சுவாசக் கோளாறுகள்
- தோள்பட்டை, பின் கழுத்துப் பகுதிகளின் தொந்தரவுகள்
- தோல் நோய்கள்
- உடலில் உள்ள ரோமங்களின் (தலைமுடி தவிர்த்து) மாற்றங்கள்

இவைகளில் ஏற்படும் தொந்தரவுகள் காற்று மூலகத்தின் சீர்கேட்டை அறிவிப்பவைகளாகும்.

சிறுநீரகம் (நீர் மூலகம்)

- காதுகளில் ஏற்படும் தொந்தரவுகள்
- உப்புச் சுவை அதிகம் தேவைப்படுவது அல்லது வெறுப்பு ஏற்படுவது.
- பயம் தோன்றுதல்
- கறுப்பு நிறம் ஏற்படுதல்
- உடலிலுள்ள எல்லாவிதமான நீர்ச்சுரப்புக்களில் ஏற்படும் தொந்தரவுகள்
- இனப்பெருக்க உறுப்புக்களின் தொந்தரவுகள்
- உடலின் அனைத்து மூட்டுக்களின் தொந்தரவுகள்
- தலைமுடி, நகங்களில் ஏற்படும் மாறுபாடுகள்
- எலும்புகள், பற்களில் தோன்றும் தொந்தரவுகள்
- தொண்டைப்பகுதி மற்றும் குரலில் ஏற்படும் கோளாறுகள்
- சிறுநீர் தொடர்பான தொந்தரவுகள்

...போன்றவை நீர் மூலகத்தின் சீர்கேட்டைக் குறிப்பவையாகும்.

கல்லீரல் (மரம் மூலகம்)

- கண்களில் ஏற்படும் மாறுபாடுகள், தொந்தரவுகள்
- புளிப்புச் சுவை அதிகமாகத் தேவைப்படுவதும், வெறுப்பு ஏற்படுவதும்

- எரிச்சலும், கோபமும் ஏற்படுவது
- பச்சைநிறம் தோன்றுவது
- தலைச்சுற்றல், வாந்தி போன்ற தொந்தரவுகள்
- காரணமற்ற தலைவலி, உடல்வலிகள்
- தசைகளில் ஏற்படும் கோளாறுகள்
- நரம்பு தொடர்பான தொந்தரவுகள்
- கண்ணீர் தொடர்பான மாற்றங்கள்

...போன்றவை மர மூலகத்தின் சீர்கேடு ஆகும்.

நாம் வரிசையாக ஐந்து மூலகங்களின் மாற்றங்களை உணரும் அறிகுறிகளை முழுமையாக அறிந்துள்ளோம். இவ்வறிகுறிகளில் ஏதாவது ஒன்று தோன்றினாலும் அது தொடர்பான மூலகச் சீர்கேடு என்பதை நாம் நினைவில் கொள்ளவேண்டும்.

அதேபோல, உடலில் ஒரே ஒரு மூலகம்தான் சீர்கெட வேண்டும் என்பதில்லை. ஒன்றுக்கு மேற்பட்ட மூலகங்களும் சீர்கெடலாம். அறிகுறிகள் மூலம், எந்த மூலகங்கள் சீர்கெட்டுள்ளன என்பதை நாம் அறிந்துகொள்வது சிகிச்சையை எளிமையாக்கும்.

அறிகுறிகளை நாம் அறிவதில் இரண்டு விசயங்களை கவனத்தில் கொள்ளவேண்டும். அவற்றை நினைவுபடுத்திவிட்டு நோயறிதல் (Diagnosis) முறையை நிறைவு செய்யலாம்.

1. ஆங்கில மருத்துவ அடிப்படையில் நவீனக் கருவிகளைக் கொண்டு கண்டுபிடிக்கப்படும் முடிவுகளை வைத்து மூலகச் சீர்கேட்டைக் கண்டறிய முயலவேண்டாம். அப்படி, இரு நோயறியும் முறைகளைக் கலப்பது குழப்பத்தை ஏற்படுத்தும்.

உதாரணமாக, மஞ்சள் காமாலை ஏற்பட்டுள்ள ஒருவருக்கு சிறுநீர் பரிசோதனை முடிவின்படி அதனை உறுதி செய்வார்கள். ஆங்கில மருத்துவம் மஞ்சள் காமாலையை கல்லீரல் (Liver) தொடர்பான நோயாக மட்டும் பார்க்கிறது. ஆனால், அக்குபங்சர் நோயறிதல் முறையின் மூலம் அணுகினால், இந்தக் கல்லீரல் பாதிப்பு (மரம் மூலக சீர்கேடு) எந்த உறுப்பால், மூலகத்தால் ஏற்பட்டது என்பதையும் அறியமுடியும். அதேபோல, கல்லீரல் பாதிப்பைக் கண்களின்

மூலமும், தசை வலியின் மூலமும் எளிமையாக அறியமுடியும். கண்களில் மஞ்சள் நிறம் தோன்றுவது மரம் மூலகமும், நில மூலகமும் பாதிப்படைந்ததைக் காட்டும்.

டெஸ்ட்டுகளின் அடிப்படையில் நோயறிதல் என்பது பாதிப்பு வெளிப்படும் இடத்தை மட்டுமே அறியமுடியும். உடலின் வெளிப்புற அறிகுறிகளின் மூலம் நோயறிவது எளிமையான சிகிச்சைக்கு வழிவகுக்கும்.

2. ஒருவருடைய அறிகுறிகள் மூலம் அவருடைய உள்ளுறுப்பின் சக்தி மாறுபாட்டை அறிந்துவிட்டோம். இந்த அறிகுறிகள் தோன்றுவதற்கு சக்தி ஓட்ட மாறுபாடுதான் காரணம். உள்ளுறுப்பின் சிதைவு அல்ல!.

உதாரணமாக, மூட்டு வலியுள்ள ஒருவருக்கு சிறுநீரக சக்திக் குறைபாடு என்று அறிகிறோம். இதனை 'சிறுநீரகக் கோளாறு' என்று நாம் புரிந்து கொள்வதும், பிறரிடம் சொல்வதும் குழப்பத்தை ஏற்படுத்தும்.

சக்திக் குறைபாடு ஏற்பட்டு, அது சரியாகாத நிலைமையில் அறிகுறிகள் வெளிப்படுகின்றன. இந்த வெளிப்பாடு படிப்படியாக கடுமையான தொந்தரவுகளாக மாறுகின்றன.

இதற்குப் பிறகும் நாம் அவ்வுறுப்புக்களின் சக்திக் குறைபாட்டைச் சமன் செய்யாத நிலைமையில் இறுதியாக உறுப்புச் சிதைவும், நேரடியான உறுப்புப் பாதிப்பும் ஏற்படுகிறது. எனவே சக்தி மாறுபாடு என்பதை நாம் சரியாகப் புரிந்துகொள்வது அவசியமானது.

எந்தவிதமான தொந்தரவுகளை நாம் கண்டாலும் அது எந்த உறுப்பின் சக்தி மாறுபாடு என்பதையும், எந்த மூலகத்தின் சீர்கேடு என்பதையும் அறியமுடியும் அல்லவா?

சில சோதனைகள் மூலம் அவற்றை விளங்கிக் கொள்ளலாம்.

10

மூலகச் சோதனைகள்

அக்குபங்சர் மருத்துவத்தின் 'நோயறிதல்' முறையான கேட்டறிதலின் வழிமுறைகளை அறிந்து வந்துள்ளோம். வெளிஉறுப்புக்களின் மாற்றங்கள் மூலமும், உணர்ச்சிகளின் வெளிப்பாடுகளின் மூலமும், சுவையுணர்வின் மூலமும், நிறங்கள் தோன்றுவதன் மூலமும், உடலின் சில குறிப்பிட்ட பகுதிகளில் ஏற்படும் தொந்தரவுகள் மூலமும் பலவீனம் அடைந்துள்ள உள்ளுறுப்பையும் அதன் மூலகத்தையும் கண்டறிய முடியும்.

இந்த அடிப்படையில் வெவ்வேறு விதமான அறிகுறிகளுக்கு மூலகத்தைக் கண்டறியும் சோதனைகளைச் செய்து பார்க்கலாம்.

அறிகுறிகள் ➔ உள்ளுறுப்பு ➔ மூலகம்

...என்ற சமன்பாட்டின்படி மூலகம் தேர்வு செய்வோம்.

- கண்வலி?

    மரம் (கல்லீரல்)

- சளி

    காற்று (நுரையீரல்)

- மலச்சிக்கல்?

    காற்று (பெருங்குடல்)

- தொண்டை வலி?

    நீர் (சிறுநீரகம்)

- காதுவலி?

    நீர் (சிறுநீரகம்)

- வயிற்றுவலி ?

  நிலம் (மண்ணீரல்)

- தோலில் எரிச்சல்?

  காற்று, மரம் (நுரையீரல், கல்லீரல்)

- கர்ப்பப்பை தொந்தரவு?

  நீர் (சிறுநீரகம்)

- தோள்பட்டை வலி?

  காற்று (நுரையீரல்)

- தசைகளில் வலி?

  மரம் (கல்லீரல்)

- மூட்டுக்களில் வலி?

  நீர் (சிறுநீரகம்)

- மூட்டுக்கள் சிவந்து வலி?

  நெருப்பு, நீர் (இதயம், சிறுநீரகம்)

- முடி உதிர்தல்?

  நீர் (சிறுநீரகம்)

- தலைவலி?

  மரம் (கல்லீரல்)

- கோபமும், வியர்வையும்?

  மரம், நெருப்பு (கல்லீரல், இதயம்)

- பசியின்மை?

  நிலம் (மண்ணீரல்)

- நகங்களில் பிளவு?

  நீர் (சிறுநீரகம்)

- தசைப்பிடிப்பு?

  மரம் (கல்லீரல்)

- தூக்கமின்மை?

    நெருப்பு (இதயம்)

- பச்சை நிறத்தில் வாந்தி?

    மரம் (கல்லீரல்)

- நாக்கில் புண்?

    நெருப்பு (இதயம்)

- பற்களில் வலி?

    நீர் (சிறுநீரகம்)

- இடுப்பு வலி?

    நீர் (சிறுநீரகம்)

- பயமும், நரம்புத் தளர்ச்சியும்?

    நீர், மரம் (சிறுநீரகம், கல்லீரல்)

- கை, கால்களில் நடுக்கம்?

    மரம் (கல்லீரல்)

... இவை தனித்தனி அறிகுறிகள். ஒரே நபருக்கு பல தொந்தரவுகள் இணைந்தும் தோன்றலாம்.

... இவ்வாறு நாம் கேள்விப்படும் ஒவ்வொரு அறிகுறியையும் மூலகமாக மாற்றி அறியவேண்டும். இவ்வாறு எளிமையாக மூலகம் அறிவதன் மூலம் நோயறிதல் முறை மிகவும் எளிமையாகிறது.

இதன் மூலம் நாம் அறிவது உறுப்புக்களின் சிதைவிற்கு முந்தைய நிலை என்பதால் நோயின் முதற்கட்டத்திலேயே அறிந்து, அதன் தொந்தரவுகளைத் தவிர்த்துக் கொள்ளலாம். நோய் முற்றிய நிலையிலும் அறிகுறிகளின் மூலம் அறிந்து மூலகச் சீர்கேட்டைச் சரி செய்வதன் மூலம் ஆரோக்கியத்தைத் திரும்பப் பெறலாம்.

நாம் இதுவரை அறிந்த ஒவ்வொரு அறிகுறியையும், நினைவுபடுத்திக் கொண்டு, மூலகங்கள் சக்தியைப் பரிமாறும் சுழற்சியையும் நினைவில் நிறுத்தி 'சிகிச்சை' பகுதிக்குச் செல்லலாம்.

11

நலமாதலின் வரலாறு

இந்நூலை எளிமையாக அணுகும் வகையில் இரண்டு பகுதிகளாகப் பிரித்து அறியலாம்.

இதுவரை நாம் கடந்து வந்த முதல் பகுதி 'நோயறிதல்' பகுதியாகும். எல்லா வகையான அறிகுறிகளையும் கொண்டு பாதிப்படைந்த உள்ளுறுப்பு, மூலகம் இவற்றைக் கண்டறியும் விதத்தில் இப்பகுதி அமைந்துள்ளது. இனி தொடரப்போகும் இரண்டாவது பகுதி சிகிச்சையளிப்பது தொடர்பானதாகும்.

எளிமையான சிகிச்சை அளிப்பதற்கு ஆதாரமானது நோயறிதல் முறையேயாகும். நாம் அறிந்துவந்துள்ள பத்து அத்தியாயங்களையும் அவற்றில் கூறப்பட்டுள்ள விசயங்களையும் ஒருமுறை நினைவுபடுத்திக் கொள்ளுங்கள்.

சிகிச்சை அளிப்பது குறித்த விவரங்களுக்கு நாம் செல்லும் முன்னால் இச்சிகிச்சை முறை தோன்றிய வரலாறு பற்றிக் கொஞ்சம் பார்க்கலாம்.

சுமார் எட்டாயிரம் வருடங்களுக்கு முற்பட்ட சீனாவின் தாவோயிச தத்துவங்களில் அக்குபங்சர் மருத்துவ முறையின் கூறுகள் காணக்கிடைக்கின்றன. ஆதாரப்பூர்வமான சீன வரலாற்றின் படி கி.மு. 2697 - 2596 காலத்தில் வாழ்ந்த அரசர் ஒருவரால் (Hung-di) இந்த மருத்துவ விவரங்கள் முதன்முதலில் தொகுக்கப்பட்டன. இந்நூல்தான் அக்குபங்சரின் மூல நூலாக (Neijing) கருதப்படுகிறது.

அக்குபங்சர் மருத்துவத்தில் 4500 வருட வரலாற்றில் கோடிக்கணக்கான மக்கள் பின்பற்றி வந்த விவரங்களும், பல தலைமுறைகளாக வம்சங்கள் (Dynasty) பாதுகாத்த விவரங்களும், ஆயிரக்கணக்கான நூல்கள் மற்றும் வரைபடங்களில் வெளியான விவரங்களும் அடங்கியுள்ளன. இவ்விவரங்களுக்குள் நாம் செல்லாமல் இம்மருத்துவ முறையின் தொன்மையையும் நம்பகத் தன்மையையும் மட்டும் புரிந்துகொண்டு தற்காலத்திற்கு வந்துவிடலாம்.

அக்குபங்சர் என்ற இந்தச் சீன மருத்துவ முறை 19 ஆம் நூற்றாண்டில் உலகம் முழுக்க பரவத் தொடங்கியது. இன்று உலகில் நூற்றுக்கும் மேற்பட்ட நாடுகளில் சிகிச்சைக்குப் பயன்பட்டுவரும் இம்முறை 1962 இல் உலக சுகாதார நிறுவனத்தால் (W.H.O) அங்கீகரிக்கப்பட்டது. பல நாடுகளில் அக்குபங்சருக்கான பல்கலைக் கழகங்களும், கல்லூரிகளும் நடைபெற்று வருகின்றன.

உடலில் ஊசிகுத்தி சிகிச்சை அளிக்கும் முறையாக அறியப்பட்ட அக்குபங்சர் நவீன மயப்படுத்துதல் மற்றும் கருவிகளைப் பயன்படுத்துதல் போன்ற முறைகளின் வருகையால் அதன் அடிப்படையிலிருந்து மாறுபட்டு இன்று குழம்பிய நிலைமையில் உள்ளது.

இந்தியாவில் 1980 - களிலேயே அக்குபங்சர் முறை பரவிவிட்டது. என்றாலும், வலிகளுக்கு மட்டும் சிகிச்சை அளிக்கும் அரைகுறை மருத்துவமாகவும், பல ஊசிகளை உடல் முழுவதும் குத்தி மின்சாரம் செலுத்தும் குழம்பிய நிலையிலும் இருந்தது.

1984 ஆம் ஆண்டில் ஆங்கில மருத்துவத்தில் பட்டம் பெற்ற மருத்துவர்கள் டாக்டர். பஸ்லூர் ரஹ்மான், டாக்டர். சித்திக் ஜமால் (டாக்டர் சகோதரர்கள்) அக்குபங்சர் முறையைப் பின்பற்றத் துவங்கினர். 'ஆங்கில மருத்துவ முறை மனிதர்களுக்கு எதிரானது' என்று அறிவித்து, அம்முறையைத் தூக்கி எறிந்துவிட்டு டாக்டர் சகோதரர்கள் தங்கள் மருத்துவப் பணியைத் துவக்கினார்கள்.

அக்குபங்சரின் குழப்பமான நிலையை அறிந்துகொண்ட அவர்கள் நோயறிதல் மற்றும் சிகிச்சை முறையை மீட்டுருவாக்கம் செய்தார்கள். அக்குபங்சர் தத்துவங்களின்படி, இந்தியச் சாயலோடு பிறந்த புதிய அக்குபங்சரைத்தான் இப்போது நாம் கற்றுக்கொண்டிருக்கிறோம்.

ஊசிகள் இல்லாமலேயே ஒரு மென்மையான தொடுதல்மூலம் உடல் தன் கழிவுகளை வெளியேற்றிவிடும் என்பதை உணர்ந்த 'இந்திய அக்குபங்சரின் தந்தை' டாக்டர். பஸ்லூர் ரஹ்மான் தன்னுடைய ஒன்றரை லட்சத்திற்கும் அதிகமான நோயாளிகளைக் கொண்டு உலகிற்கு நிரூபித்தார்.

உடல் முழுவதும் ஊசிகளைச் செருகி, மின் சாதனங்களையும் மூலிகை மருந்துகளையும் பயன்படுத்தும்முறை இன்றைய சீன அக்குபங்சர் முறையாகும்.

ஒரே ஒரு ஊசி அல்லது விரலின் மூலம் தொடுதல், எந்த ஒரு கருவிகளையும் பயன்படுத்தாத சிகிச்சையாக 'இந்திய அக்குபங்சர்' முறை திகழ்கிறது. தமிழகத்தில் இம்முறையிலான மருத்துவர்கள் ஆயிரத்திற்கும் மேற்பட்டோர் உள்ளனர்.

2003 ஆம் ஆண்டு இந்திய அரசு அக்குபங்சர் முறையை சிகிச்சை முறையாக (Therapy) ஏற்றுக்கொண்டதற்குப் பின்னால், தமிழகத்தில் பல பல்கலைக்கழகங்களில் அக்குபங்சர் பாடமாக மாறியுள்ளது.

ஊசிகளையும், கருவிகளையும் பயன்படுத்தும் சீன அக்குபங்சரை விட எளிமையான இந்திய அக்குபங்சர் சிகிச்சை தமிழகத்தில் லட்சக்கணக்கான மக்களால் பின்பற்றப்பட்டு வருகிறது.

நம் உடலின் அமைந்துள்ள பத்தே புள்ளிகள் மூலமாக நமது உடல்நலத்தை எப்படி மீட்கலாம்? என்பதை இனி அறியலாம்.

12

புள்ளிகளைத் தேர்வு செய்தல்

உடலில் தோன்றும் எல்லாவகையான தொந்தரவுகளையும் அறிகுறிகளாகக் கொண்டு, பாதிப்படைந்த மூலகத்தைக் கண்டறியும் வழிமுறையை நாம் அறிந்துள்ளோம். அப்படி, பாதிப்படைந்த மூலகத்தை அது பிரதிபலிக்கும் புள்ளியைத் தூண்டுவதன் மூலம் எல்லாவிதமான தொந்தரவுகளில் இருந்தும் எளிமையாக விடுபட முடியும்.

நாம் மூலகங்களை பிரதிபலிக்கும் புள்ளிகள் அமைந்துள்ள இடங்களைத் தெரிந்து கொள்வதற்கு முன்னால், புள்ளிகளைத் தேர்வு செய்யும் அடிப்படையை அறியலாம். இப்போது, காற்று மூலகம் பாதிப்படைந்துள்ளது என்பதை நாம் அறிந்துவிட்டோம். எந்தத் தன்மையுள்ள புள்ளியைத் தூண்டினால் பாதிப்படைந்த மூலகம் சரியாகி உடல் நலம் திரும்பும்? என்பதே 'புள்ளித் தேர்வு' முறையாகும்.

மூலகங்களுக்கு இடையிலான தொடர்பை இங்கே நாம் நினைவுபடுத்திக் கொள்ளலாம்.

ஒரு மூலகம் தாய் மூலகத்திடமிருந்து சக்தி பெறுகிறது. தன் சேய் மூலகத்திடமிருந்து சக்தி அளிக்கிறது. கீழே உள்ள பரிமாற்றச் சுற்றின் வரைபடத்தைப் பார்த்து தாய் சேய் மூலகங்களை அறிந்து கொள்ளலாம்.

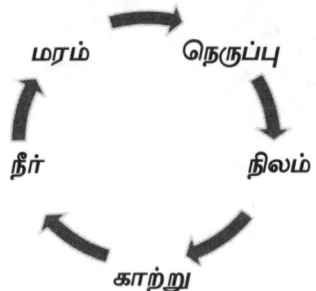

சரி புள்ளித் தேர்விற்கு வரலாம்.

ஒரே ஒரு மூலகம் பாதிப்படைந்தால் என்ன செய்வது?

நாம் அறிகுறிகளின் மூலம் பாதிப்படைந்த ஒரு மூலகத்தை அறிந்துவிட்டோம். நாம் ஏற்கனவே பார்த்தோம். ஒரு மூலகம் சீர்கெடுவதற்கு இரண்டு காரணங்கள் இருக்கலாம்.

1. தன் பலவீனத்தால் சீர்கெடுதல்.

2. தாயின் பலவீனத்தால் சீர்கெடுதல்

இந்த இரண்டு காரணங்களில் எந்தக் காரணத்தால் மூலகம் பாதிப்படைந்திருந்தாலும், அதனுடைய தாய் மூலகத்தை இணைக்கும் புள்ளியில் சிகிச்சையளிப்பதன் மூலம் அதனைத் தூண்டிவிடலாம்.

உதாரணமாக, காற்று மூலகம் சீர்கெட்டுள்ளது. இதனுடைய தாய் மூலகம் நிலம்.

நிலம் → காற்று

நிலத்தையும், காற்றையும் இணைக்கும் புள்ளியில் சிகிச்சை அளித்தால் காற்று மூலகத்தின் பலவீனம் படிப்படியாக மாறத் துவங்கும்.

காற்று மூலகம் தானே பலவீனம் அடைந்திருந்தாலும், அதன் தாய் மூலகமான நிலத்தின் சக்திக்குறைவு காரணமாக பலவீனம் அடைந்திருந்தாலும் இவ்வகையில் புள்ளித்தேர்வு செய்து சிகிச்சை அளித்தால் நிலம் மூலகத்தின் பாதிப்பு மாறி, அதன் சேய் மூலகமான காற்றும் சரியாகிறது.

இதே போன்றுதான் எந்த ஒரு மூலகம் பாதிப்படைந்திருந்தாலும் அதன் தாய்மூலத்தையும், பாதிப்படைந்த மூலகத்தையும் இணைக்கும் புள்ளியைத் தேர்வு செய்ய வேண்டும்.

(சீர்கேடு அடைந்துள்ள மூலகம்) + (அதன் தாய் மூலகம்) = (சிகிச்சைக்கான புள்ளி)

ஒரு மூலகம் மட்டும் பலவீனம் அடைந்துள்ளபோது இம்முறையைப் பின்பற்றலாம்.

இரண்டு மூலகங்கள் பாதிப்பு என்றால் நாம் அறிந்த பல்வேறு அறிகுறிகள் மூலம் இரண்டு மூலகங்கள் சீர்கேடு அடைந்துள்ளன என்று கண்டுபிடிக்கிறோம்.

இப்போது என்ன செய்வது?

ஒவ்வொரு மூலக பாதிப்பிற்கும் தனித்தனியாக ஒவ்வொரு புள்ளியைத் தேர்வு செய்து, இரண்டு புள்ளிகளில் சிகிச்சை அளிக்கலாமா?

இப்படி சிகிச்சையளிப்பது முறையானதல்ல. எத்தனை பலவீனம் அடைந்தாலும் அத்தனை மூலகங்களையும் இணைக்கும் ஒரே ஒரு புள்ளியில்தான் சிகிச்சை அளிக்க வேண்டும்.

இரு மூலகங்கள் பாதிப்படைந்து இருப்பதை நாம் அறிந்த பின்பு அவ்விரண்டையும் இணைக்கும் புள்ளி மூலம் சிகிச்சை அளிக்கலாம்.

உதாரணமாக,

காற்று மூலகமும், நீர் மூலகமும் சீர்கேடு அடைந்திருந்தால் காற்றையும், நீரையும் இணைக்கும் புள்ளியை சிகிச்சைக்குத் தேர்வு செய்ய வேண்டும். இது எளிமையான முறையாகும்.

நீர் மூலகமும், நெருப்பு மூலகமும் பாதிப்படைந்து இருந்தால் நீரையும் நெருப்பையும் இணைக்கும் புள்ளியில் சிகிச்சை அளிக்க வேண்டும்.

(பாதிப்படைந்த மூலகம் - 1) + (பாதிப்படைந்த மூலகம் - 2) = (சிகிச்சைக்கான புள்ளி)

இப்படி எந்த இரண்டு மூலகங்கள் பலவீனம் அடைந்துள்ளனவோ அவற்றை இணைக்கும் புள்ளியில் சிகிச்சை அளிக்கலாம்.

மூன்றுக்கும் மேற்பட்ட மூலகங்கள் பாதிப்பு பாதிப்படைந்த மூலகங்களை நாம் கண்டறிவதற்கு உடலில் வெளிப்படும் அறிகுறிகளே போதுமானவை. அந்த அறிகுறிகளிலும் பிரதானமான, தொடர்ந்து தீவிரமான தொந்தரவைத் தரக்கூடிய அறிகுறியை அறிந்தால் மட்டும் போதுமானது.

உதாரணமாக, ஒருவருக்கு பத்திற்கும் மேற்பட்ட உடல் தொந்தரவுகள் இருக்கலாம். அவற்றில் இடைவிடாத அல்லது தாங்கமுடியாத, தீவிரத்

தொந்தரவுகள் ஒன்றிரண்டு தான் இருக்கும். எல்லா தொந்தரவுகளையும் கேட்டு, பட்டியலிட்டு மூலகத்தைக் கண்டுபிடிக்க வேண்டிய அவசியமில்லை. பிரதானமான அறிகுறிகளை (Key Symptoms) மட்டும் கேட்டு, அதைக்கொண்டே மூலகத்தைக் கண்டறியலாம்.

அப்படி, நாம் கேட்டறிந்தவற்றின் மூலமாக கண்டறியும் மூலகங்கள் ஒன்று அல்லது இரண்டு மட்டும்தான் இருக்கும். அவற்றைச் சீர்படுத்தும் புள்ளிகளைத் தூண்டும் முறையை ஏற்கனவே அறிந்துள்ளோம்.

இங்கே ஒரு சந்தேகம் எழலாம்.

இரண்டுக்கும் மேற்பட்ட மூலகங்களின் பாதிப்பை முழுமையாக எல்லா அறிகுறிகளையும் கேட்டு அறியலாம். தீவிரத் தொந்தரவிற்கு மட்டும் சிகிச்சை அளிப்பது போதுமானதா?

ஒரு மூலக பாதிப்பிலிருந்துதான் இன்னொரு மூலக பாதிப்பு ஏற்படுகிறது என்பதை மூலகச்சுற்று மூலம் அறிந்துள்ளோம்.

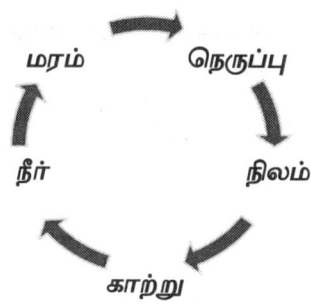

உதாரணமாக, ஒருவருக்கு காற்று மூலகமும், நீர் மூலகமும் சீர்கேடு அடைந்துள்ளன என்பதை பல்வேறு அறிகுறிகள் மூலமாக அறிகிறோம். இந்த இரு மூலக பாதிப்பிற்குத் தகுந்த சிகிச்சையும் எடுத்துக் கொள்ளாமல், உடலின் இயற்கைக்கும் பதிலளிக்காமல் இருந்தால் அடுத்த கட்டமாக காற்று, நீர் மூலக பாதிப்பு மரத்திற்குப் பரவுகிறது. ஏனெனில், தாய் மூலகமான நீரின் பலவீனத்தால் மரமூலகத்திற்கு போதுமான சக்தி கொடுக்கமுடியாது.

இப்போது இரட்டை மூலகச் சீர்கேடு, மூன்று மூலக பாதிப்பாக மாறுகிறது. இப்படி, எத்தனை மூலகச் சீர்கேடாக மாறினாலும்

கூடுதலான பாதிப்படைந்த முதல் மூலகங்களின் அறிகுறியே பிரதானமாக வெளிப்படுகிறது. அவற்றுக்குத் தகுந்த சிகிச்சை தரும்போது பெரும் பாதிப்படைந்த மூலகங்களும், பின்னால் பலவீனம் அடைந்த மூலகங்களும் படிப்படியாக இயல்பிற்குத் திரும்புகின்றன.

அறிகுறிகளைக் கொண்டு உள்ளுறுப்புக்களையும், உள்ளுறுப்புக்களைக் கொண்டு மூலகங்களையும் அறிந்தோம். மூலகங்களின் சீர்கேட்டைச் சமப்படுத்தும் புள்ளிகளைத் தேர்வுசெய்யும் எளிமையான வழிகளையும் அறிந்துள்ளோம்.

இனி என்ன தேவைப்படுகிறது?

புள்ளிகளின் அமைவிடமும், அவற்றைத் தூண்டும் சிகிச்சைமுறையும் தெரிந்துவிட்டால் நாமே மருத்துவர்தான்.

அறிகுறிகளை அறிவதும், மூலகச் சுற்று மூலம் புள்ளியைத் தேர்வு செய்வதுமே மிக முக்கியமான பகுதிகள், அவற்றை நாம் கடந்திருக்கிறோம்.

இனி, எளிமையான சிகிச்சைக்கான வழிமுறைகளை கண்டறிவோம்.

13

பெரும்புள்ளிகளின் இருப்பிடம்

நம்முடைய சிகிச்சைக்குத் தேவையான புள்ளிகளின் அமைவிடங்களை அறியலாம்.

நம்முடைய உடலில் ஒவ்வொரு வியர்வைத் துவாரமும் ஒவ்வொரு புள்ளியாகும். இந்தப் புள்ளிகள் மூலம் தோல் சுவாசம் நடைபெறுகிறது. மூக்கு மூலம் நடைபெறும் சுவாசத்தில் ஆக்சிஜன் (உயிர்வளி) பெறப்படுவதைப் போல, தோல் மூலம் நடைபெறும் சுவாசத்தில் பிரபஞ்ச சக்தி பெறப்படுகிறது.

நம்முடைய அடிப்படைத் தேவைகளான உணவு, காற்று, நீர்.. என்பதோடு பிரபஞ்ச சக்தியும் முக்கிய இடத்தைப் பிடிக்கிறது. உடலின் அன்றாட வேலைகளுக்கு உணவும், காற்றும், நீரும் அவசியமானவை. பிரபஞ்ச சக்தியோ அன்றாட வேலைகளையும் தாண்டி, உடலின் பராமரிப்பு வேலைகளுக்கான பிரதான சக்தியாக நிற்கிறது.

இந்தப் பிரபஞ்ச சக்தி தோலின் எல்லா துளைகளின் வழியே ஈர்க்கப்பட்டாலும், தனித்தனி உள்ளுறுப்புக்களுக்கான சக்தி நாளங்கள் (பிரபஞ்ச சக்தி உட்செல்லும் பாதை) 14 அமைந்துள்ளன. ஒவ்வொரு உள்ளுறுப்பிற்கான தனித்தனியான சக்தி நாளங்களில் சக்திப் புள்ளிகள் அமைந்துள்ளன. இவை உடல் முழுதும் சக்தி நாளங்களால் இணைக்கப்பட்ட புள்ளிகள் 361 இடங்களில் அமைந்துள்ளன. இவைகள்தான் அக்குபங்சர் புள்ளிகள் ஆகும்.

சக்தி நாளங்களும், சக்திப் புள்ளிகளும் கண்ணிற்குத் தெரியாதவை. பல்லாயிரம் ஆண்டுகளுக்கு முன்பே உணரப்பட்டவை. இவற்றை விஞ்ஞானிகள் கண்டுபிடிக்க முயற்சித்து வருகிறார்கள். கிர்லியன் கேமிரா, அக்குகிராபி போன்ற கருவிகள் அக்குபங்சர் புள்ளிகளை அவ்வப்போது அடையாளம் காட்டினாலும் மனித உணர்வுகளால் மட்டுமே அவற்றை முழுமையாக அறியமுடிகிறது. அக்குபங்சர்

செயல்படும் விதம் தொடர்பான விஞ்ஞான ரீதியான 'தியரிகள்' நூற்றுக்கணக்கில் எழுதப்பட்ட பின்பும், அதன் முழுமையான இயக்கத்தை உணரமட்டுமே முடிகிறது.

ஒவ்வொரு உள்ளுறுப்பும் தன் சக்தி நாளங்களின் மூலம் பிரபஞ்ச சக்தியிலிருந்து சக்தியைப் பெற்றுக்கொள்கிறது. இதைச் சற்று விரிவாகக் காண்போம். நுரையீரல் என்ற உள்ளுறுப்பிற்கு ஒரு சக்தி நாளமும், அதில் 11 புள்ளிகளும் உள்ளன. பிரபஞ்ச சக்தியை உட்கிரகிக்கும் வேலையைச் சக்தி நாளத்தின் மூலகப் புள்ளிகள் (Element Points) ஐந்தும் செய்கின்றன. இந்த 5 புள்ளிகள் மூலம் கிரகிக்கப்பட்டுக் கிடைத்த முழுமையான பிரபஞ்ச சக்தி, நாளத்தின் வழியே நுரையீரலை அடைகிறது. சக்தியைக் கிரகித்துத் தரும் மூலகப் புள்ளியிலிருந்து உள்ளுறுப்பு வரை, பல சிறு புள்ளிகள் அமைந்துள்ளன. இவை, மின்சாரத்தை நீண்டதூரம் வயர் மூலம் கடத்த உதவும் ஆம்பியர் (Amps) போன்று பயன்படுகிறது. இச்சிறு புள்ளிகள் சக்தி நாளத்தின் நீளத்தைப் பொறுத்து எண்ணிக்கையில் கூடுதலாகவும், குறைவாகவும் அமைந்துள்ளன.

இச்சிறுபுள்ளிகள், இயக்கத்தில் பாதிப்பு ஏற்படுவதில்லை. ஏனெனில், மூலகப் புள்ளிகளால் கிரகிக்கப்பட்ட சக்தி சிறு புள்ளிகளின் வழியே கடத்தப்படுவதால் அவை எப்போதும் பராமரிக்கப்படுகின்றன.

மூலகப் புள்ளிகளில் ஏற்படும் இயக்கக்குறைவு பிரபஞ்ச சக்தி கிரகிப்பைப் பாதிக்கிறது.

மூலகப் புள்ளிகளில் ஏன் இயக்கத்தடை ஏற்படுகிறது?

உடலில் தோன்றும் எல்லாவிதமான நோய்களுக்கும் காரணம் நம் இயற்கை விதி மீறலால் ஏற்படும் கழிவுகளின் தேக்கம் தான் என்பதை ஏற்கனவே அறிந்தோம். அப்படி, எந்த உறுப்பில் கழிவுகள் தேக்கம் ஏற்படுகிறதோ அந்த உறுப்பும் அதன் சக்தி நாளமும், மூலகப் புள்ளியும் பாதிப்படைகின்றன. உள்ளுறுப்பைப் பராமரிக்க வேண்டிய பிரபஞ்ச சக்தி இந்நிலையில் முழுமையாக உட்கிரகிக்கப்படுவதில்லை.

எந்த மூலகம் பாதிப்படைந்துள்ளது என்பதை நோயறிதல் முறை மூலம் அறிந்து, குறிப்பிட்ட மூலகப் புள்ளியைத் தூண்டுவதே சிகிச்சையாகும். குறைபாடு ஏற்பட்டுள்ள மூலகப் புள்ளியை ஒரு சில வினாடிகள் தொடுவதன் மூலம் அல்லது ஊசியால் தூண்டுவதன் மூலம் அதன் இயக்கம் சீரடைகிறது. மூலகப் புள்ளிகளால் கிரகிக்கப்படும் முழுமையான பிரபஞ்ச சக்தி உள்ளுறுப்பிற்குக் கிடைக்கும்போது,

அது தன்னைச் சீரமைத்துக்கொண்டு கழிவுகளை வெளியேற்றி நலம் பெறுகிறது.

நம் இயற்கை விதி மீறலால் தோன்றும் கழிவுகள் உள்ளுறுப்புக்களையும், அதன் மூலகத்தையும், சக்தி நாளங்களையும் பலவீனப்படுத்துகிறது. கழிவுகள் தொடர்ந்து தேங்குமானால், ஒரு மூலகத்தின் பாதிப்புப் பிற மூலகங்களுக்கும் பரவுகிறது.

முறையான அக்குபங்சர் சிகிச்சை உள்ளுறுப்புக்களை பலப்படுத்தி ஆரோக்கியத்தை மீட்கிறது. இவ்வாறு 14 சக்தி நாளங்களில் ஐந்து ஐந்தாக மூலகப் புள்ளிகள் அமைந்துள்ளன. இவைகள் தான் நம் சிகிச்சைக்கான புள்ளிகள் ஆகும்.

உடலில் அமைந்துள்ள புள்ளிகளில் பத்துப் புள்ளிகள் தான் மீண்டும், மீண்டும் பயன்படுபவைகளாக இருக்கின்றன. இவ்வளவு சிகிச்சைப் புள்ளிகளை விட்டு விட்டு எப்படி பத்துப் புள்ளிகள் போதுமானதாக இருக்கும்?

உதாரணமாக, அறிகுறிகள் மூலம் ஒரு புள்ளியைத் தேர்வு செய்கிறோம். நீரையும் நெருப்பையும் இணைக்கும் புள்ளி. இந்த ஒரு தன்மையுள்ள புள்ளி நம் உடலில் பல இடங்களில் அமைந்துள்ளது. அத்தனை அமைவிடங்களையும் தெரிந்துகொள்வதற்குப் பதிலாக ஒரே ஒரு அமைவிடத்தை தெரிந்துகொண்டால் குழப்பமின்றி சிகிச்சை தொடங்கலாம்.

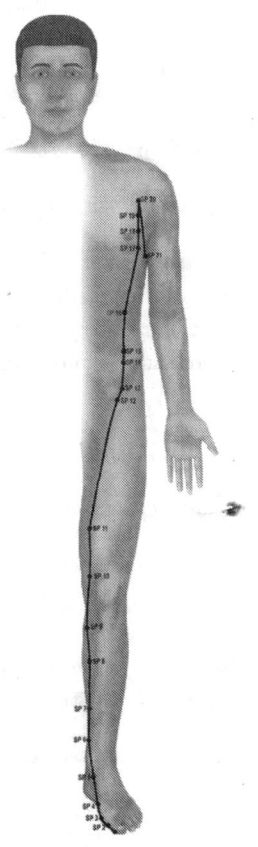

இப்படி தேர்வு செய்யப்பட்ட எளிமையான புள்ளிகளை மட்டும் நாம் அறிந்துகொள்ளலாம். முதல் கட்டமாக இந்த 10 புள்ளிகளின் அமைவிடங்கள், அதன் பயன்பாடுகள் உங்களை முழுமையாக ஆட்கொண்டுவிட்டால் போதுமானது. எல்லாவிதமான நோய்களையும் அதன் அறிகுறிகளைக்கொண்டு சிகிச்சை அளிக்கலாம்.

இவற்றில் போதுமான அளவு நிறைவடைந்த பிறகு உடலின் பிற புள்ளிகளையும் அறியவேண்டும் எனத் தோன்றுவது இயல்பு.

அக்குபங்சர் தொடர்பான உலகில் எந்த மொழியில் வெளிவந்த நூலானாலும் சரி அது புள்ளிகளின் அமைவிடங்களை மட்டும்தான் விளக்குகிறது. அடிப்படையான அறிகுறிகளைக் கொண்டு புள்ளியைத் தேர்வு செய்யும் முறையை நீங்கள் அறிந்துவிட்டால், ஏதாவது ஒரு அக்குபங்சர் நூலின் மூலம் எல்லாப் புள்ளிகளையும் அறிந்துகொள்ள முடியும். அந்தப் புள்ளிகளை நாம் எப்படிப் பயன்படுத்தவேண்டும் என்பதுதான் அடிப்படை அணுகுமுறை. இதில் தெளிவு ஏற்பட்டுவிட்டால் அக்குபங்சரின் பிற விசயங்கள் எளிமையானவைதான்.

சரி, பத்துப் புள்ளிகளையம் அதன் தன்மைகளையும் அறியலாம்.

முதலில் மண்ணீரல் சக்தி நாளத்தில் அமைந்துள்ள புள்ளிகளை அறிவோம்.

மண்ணீரல் சக்தி நாளம்

மண்ணீரல் சக்தி நாளம் 21 புள்ளிகளைக் கொண்டுள்ளது.

கால் கட்டை விரலில் ஆரம்பித்து மூட்டு, தொடைப்பகுதி வழியாக, விலா எலும்பின் பக்கவாட்டு வரை சென்று அக்குள் பகுதியில் முடிவடைகிறது. இந்த மண்ணீரல் சக்தி நாளத்தில்தான் 21 சக்திப் புள்ளிகள் அமைந்துள்ளன.

இவற்றில் நமக்குத் தேவையான நான்கு முக்கியப் புள்ளிகளைக் கவனிப்போம்.

முதல் புள்ளி SP.1

இந்தப் பெயர் SP- என்பது Spleen (மண்ணீரல்) என்பதன் சுருக்கெழுத்தாகும். 1 என்பது மண்ணீரல் புள்ளிகளின் வரிசையில் முதலாவது என்ற எண்ணைக் குறிக்கிறது. உலகின் எல்லா மொழி மக்களும் புள்ளிகளை அடையாளம் காணும் வகையில் இந்தக் குறியீட்டு முறை வழக்கத்தில் உள்ளது.

SP.1 மண்ணீரல் ஒன்று

நிலத்தையும் மரத்தையும் இணைக்கும் புள்ளி. கால்கட்டை விரல் நகத்தின் உட்புற கீழ் விளிம்பிலிருந்து 0.1 அங்குல தூரத்தில் மேலே அமைந்துள்ளது.

SP.2   *மண்ணீரல் இரண்டு*

நிலத்தையும் நெருப்பையும் இணைக்கும் புள்ளி. கால் கட்டை விரல் ஆரம்பிக்கும் பகுதியில் தோலின் இருநிறங்களும் சேருமிடத்தில் உள்ள பள்ளத்தில் அமைந்துள்ளது.

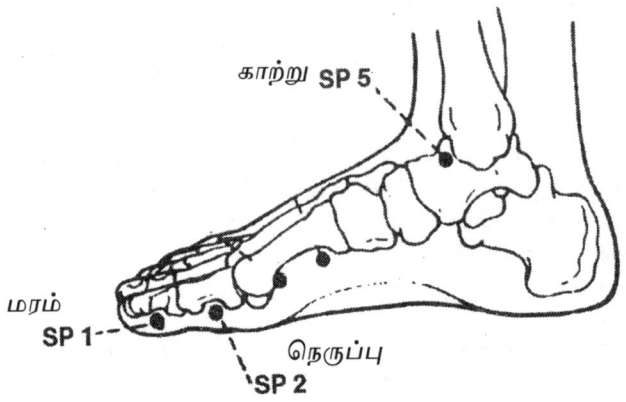

SP.5   *மண்ணீரல் ஐந்து*

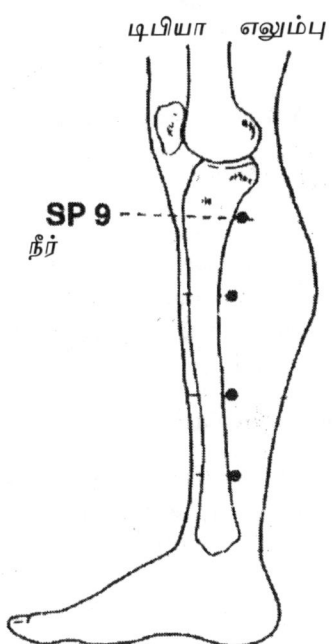

நிலத்தையும் காற்றையும் இணைக்கும் புள்ளி. கால் கட்டைவிரலை உயர்த்தும் போது கணுக்கால் மூட்டு எலும்பின் ஓரத்தில் தசைநாரின் பக்கத்தில் ஏற்படும் பள்ளத்தின் மத்தியில் அமைந்துள்ளது.

SP.9 மண்ணீரல் ஒன்பது

நிலத்தையும் நீரையும் இணைக்கும் புள்ளி. டிபியா எலும்பின் உட்பக்க தலைபாகத்திற்குக் கீழே வளைவில் அமைந்துள்ளது.

...மண்ணீரல் சக்தி நாளத்தின் நான்கு புள்ளிகளை அறிந்துள்ளோம். இங்கே உள்ள புள்ளியின் எண்ணைவிட அதன் தன்மை (எவற்றை இணைக்கும் புள்ளி) என்பதுதான் சிகிச்சைக்கு அவசியமானது. எண்கள் மனதில் நிற்கவில்லையானால் விட்டுவிடுங்கள். தன்மையை மட்டும் நினைவில் நிறுத்துங்கள்.

நிலத்தையும் மரத்தையும், நிலத்தையும் நெருப்பையும், நிலத்தையும் காற்றையும், நிலத்தையும் நீரையும் இணைக்கும் நான்கு புள்ளிகளை நாம் அறிந்துவிட்டோம். இன்னும் ஆறேபுள்ளிகள்.

அடுத்தது நுரையீரல் சக்தி நாளம்.

நுரையீரல் சக்தி நாளம்

இது அமைந்திருப்பது கைகளில்.

கை பெருவிரல் நுனியிலிருந்து துவங்கி, முழங்கை வழியாகச் சென்று தோள்பட்டையில் முடிவடைகிறது. இந்த சக்தி நாளத்தில் மொத்தம் 11 புள்ளிகள் அமைந்துள்ளன. இவற்றிலிருந்து நாம் மூன்று புள்ளிகளை அறிந்துகொள்வோம். இதன் குறியீடு Lu. அதாவது Lungs (நுரையீரல்) என்பதன் சுருக்கம்.

LU. 11 நுரையீரல் பதினொன்று

காற்றையும் மரத்தையும் இணைக்கும் புள்ளி. கைக் கட்டை விரல் நகத்தின் வெளிப்புறக் கீழ் விளிம்பிற்கு மேலே 0.1 அங்குலத் தூரத்தில் அமைந்துள்ளது.

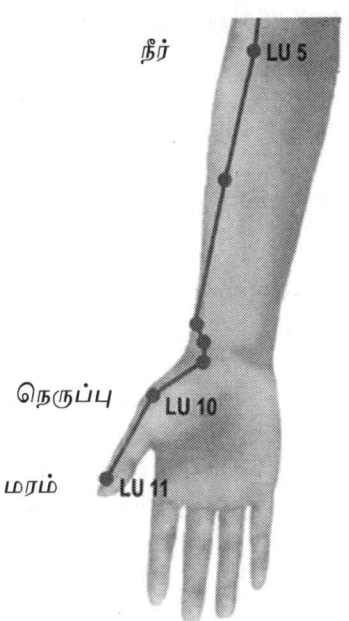

LU.10 நுரை

காற்றையும் நெருப்பையும் இணைக்கும் புள்ளி. கைப் பெருவிரல் எலும்பு முடியும் இடத்திற்கும், மணிக்கட்டு எலும்பு துவங்கும் இடத்திற்கும் மத்தியில் அமைந்துள்ளது.

LU.5 நுரையீரல் ஐந்து

காற்றையும் நீரையும் இணைக்கும் புள்ளி. முழங்கையை மடக்கும் போது தெரியும் மடிப்பு ரேகையிலுள்ள தசை நாரின் வெளிப்பக்கத்தில் உள்ள பள்ளத்தில் அமைந்துள்ளது.

நுரையீரல் சக்தி நாளத்தில் காற்றையும் மரத்தையும், காற்றையும் நெருப்பையும் காற்றையும் நீரையும் இணைக்கும் புள்ளிகளை அறிந்துள்ளோம்.

நாம் சிகிச்சைக்காக அறிய வேண்டிய புள்ளிகளில் ஏழு புள்ளிகளை அறிந்துள்ளோம்.

இன்னும்... மூன்றே புள்ளிகள்.

அடுத்தது.. சிறுநீரக சக்தி நாளம்.

சிறுநீரகம் சக்தி நாளம்

இதன் குறியீடு - K (Kidney)

இது கால்களில் அமைந்துள்ளது. கால் பாதத்தின் உட்பகுதியில் துவங்கி மூட்டின் உட்பகுதி, தொடை, வயிறு, நெஞ்சு எனக் கடந்து தோள்பட்டை காரை எலும்பில் முடிகிறது. இச்சக்தி நாளத்தில் 27 புள்ளிகள் அமைந்துள்ளன.

இவற்றிலிருந்து நாம் இரண்டு புள்ளிகளைக் கற்றறிவோம்.

K.1 சிறுநீரகம் ஒன்று

நீரையும் மரத்தையும் இணைக்கும் புள்ளி. உள்ளங்காலில், காலின் இரண்டாவது மூன்றாவது விரல்களுக்கிடையில் வரையப்படும் நேர்கோட்டில் பாதத்தின் கீழிருந்து 3 இல் 2 பாகத்திலும் மேலிருந்து 3 இல் 1 பாகத்திலும் அமைந்துள்ளது.

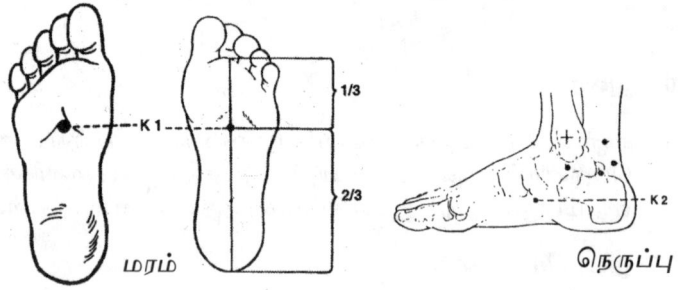

K.2 சிறுநீரகம் இரண்டு

நீரையும் நெருப்பையும் இணைக்கும் புள்ளி. உட்புற கணுக்கால் மூட்டின் முன்புறத்திற்குக் கீழே குதிகால் எலும்பின் பள்ளத்தில் அமைந்துள்ளது.

இதுவரை அறிந்துள்ள ஒன்பது புள்ளிகளையும், அதன் தன்மைகளையும் நினைவுபடுத்திக் கொள்ளுங்கள். நிறைவாக ஒரு புள்ளியைக் காண்போம்.

நிறைவுப் புள்ளி அமைந்திருப்பது கல்லீரல் சக்தி நாளத்தில்.

கல்லீரல் சக்தி நாளம்

கல்லீரல் சக்தி நாளம் கால் கட்டை விரலில் இருந்து துவங்கி தொடை, வயிறு வழியாக மார்பு, விலா எலும்புப் பகுதியில் முடிவடைகிறது. 14 புள்ளிகளைக் கொண்டுள்ள இச்சக்தி நாளத்தில் குறியீடு - Liv. (Liver)

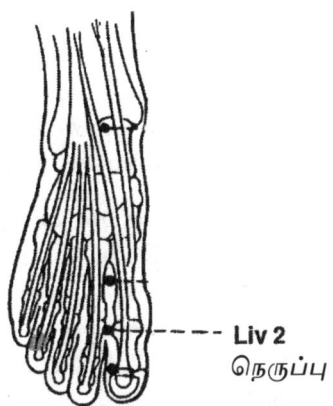

Liv. 2 கல்லீரல் இரண்டு

மரத்தையும் நெருப்பையும் இணைக்கிறது. 1 வது மற்றும் 2 வது கால் விரல்கள் சேருமிடத்தில் அமைந்துள்ளது.

இங்கே நாம் சிகிச்சைக்குத் தேவையான பத்து விதமான புள்ளிகளை அதன் தன்மைகளை அறிந்துள்ளோம்.

தொடர்ந்து... சிகிச்சை அளிப்பது எவ்வாறு என்பதை கவனிப்போம்.

14

தொட்டால் சுகம்!

உடலின் தொந்தரவுகளை அறிகுறிகளாகக் கொண்டு, அதன் மூலகச் சீர்கேட்டை அறிந்து புள்ளியைத் தேர்வுசெய்யும் முறையை அறிந்தோம். அப்புள்ளியின் அமைவிடங்களையும் தெரிந்துகொண்டோம்.

புள்ளிகளின் தன்மைகளையும் அவை அமைந்திருக்கும் சக்தி நாளங்களையும் பட்டியலிடுவோம்.

சக்தி நாளம்	புள்ளிகளின் தன்மைகள்
மண்ணீரல் (Sp.)	நிலம் + மரம்
	நிலம் + நெருப்பு
	நிலம் + காற்று
	நிலம் + நீர்
நுரையீரல் (Lu.)	காற்று + மரம்
	காற்று + நெருப்பு
	காற்று + நீர்
சிறுநீரகம் (K.)	நீர் + மரம்
	நீர் + நெருப்பு
கல்லீரல் (Liv.)	மரம் + நெருப்பு

மேற்கண்ட பத்துப் புள்ளிகளைத் தூண்டுவதன் மூலம் எல்லாவகையான தொந்தரவுகளில் இருந்தும் விடுபடமுடியும்.

புள்ளியைத் தூண்டுவது என்றால் என்ன?

ஏற்கனவே நாம் அறிந்திருக்கிறோம்... உடல் முழுவதும் அமைந்திருக்கும் இந்தப் புள்ளிகள் என்ன வேலை செய்கின்றன என்பதை.

அவற்றிலும், பிரபஞ்ச சக்தியைக் கிரகித்து உடல் உள்ளுறுப்புக்களுக்குத் தரும் மூலகப் புள்ளிகள் பலவீனம் அடைந்துவிட்டால் உடலின் மொத்த இயக்கத்திலும் அதன் பாதிப்பு தொடர்கிறது.

ஒரு உள்ளுறுப்பில் கழிவு தேங்கிவிடுகிறது. அதனால் குறிப்பிட்ட அவ்வுள்ளுறுப்பு தன் அன்றாட பணிகளைச் செய்ய முயல்வதும், தேங்கிய கழிவுகளை வெளியேற்ற முயல்வதுமாக இரட்டைப் பணிகளை மேற்கொள்கிறது. அதன் சக்தித் திறனைப் பொறுத்து இரண்டு வேலைகளையும் செய்ய முடியாமல் திணறுகிறது. இவ்வுறுப்பின் பலவீனம் அது சார்ந்த மூலக பலவீனம் ஆகும். பாதிப்படைந்த மூலகத்தை பிரதிபலிக்கக்கூடிய மூலகப் புள்ளிகளும் பலவீனம் அடைகின்றன.

பிரபஞ்ச சக்தி இந்தப் புள்ளிகள் மூலம் உடலிற்குக் கிடைக்குமானால் உடலின் பராமரிப்பு சக்தி பலமடைந்து, கழிவை வெளியேற்றவும், இயக்கம் சீர்படவும் துணை நிற்கிறது.

புள்ளிகளின் உறிஞ்சும் தன்மை பலவீனத்தை அப்புள்ளியை மிருதுவாகத் தொடுவதன் மூலமோ, சிறிய ஊசியைக் கொண்டு தொடுவதன் மூலமோ களைய முடியும். இப்படி, தொட்டு நலமாக்குவது தொடு சிகிச்சை எனவும், ஊசி கொண்டு தொடுவது ஊசி சிகிச்சை எனவும் அழைக்கப்படுகிறது.

இந்த இரண்டு முறைகளையும் அடக்கிய சிகிச்சை முறைதான் அக்குபங்சர். சீனாவில் முறையாக பின்பற்றப்பட்ட அக்குபங்சர் சரியான புள்ளியைத் தேர்வு செய்வதில் ஏற்பட்ட குழப்பத்தாலும், பிற நாடுகளின் முறைகள் மூல மருத்துவத்தோடு கலந்ததாலும் பல ஊசி சிகிச்சை முறையாக மாறியது. குழப்பமான வணிக ரீதியான தயாரிப்புகளுடன் இம்முறை பரவியுள்ளது.

சரி, நாம் பாதிப்படைந்துள்ள புள்ளியைக் கண்டுபிடித்துவிட்டோம். அதைத் தூண்டுவது எவ்வாறு என்பதை அறிவோம்.

புள்ளியைத் தூண்டுவதில் இரண்டு முறைகள் உள்ளன. ஊசி மூலம் தூண்டும் முறைக்கு முறையான பயிற்சி அவசியம். விரலால் தூண்டும் முறை மிகவும் எளிமையானது.

இவ்விரண்டு முறைகளில் தூண்டினாலும், புள்ளியின் பலவீனத்தைக் களையும் தன்மை ஒரே மாதிரியானது தான்.

விரலால் தொடுவதைவிட ஊசியால் தூண்டுவது மேலானது அல்லது ஊசியால் தூண்டுவதைவிட விரலால் தூண்டுவது மேலானது என்பதெல்லாம் வீணான விவாதங்கள். எப்படித் தூண்டினாலும் அதன் விளைவு என்பது ஒரே தன்மையுடையதுதான்.

வலது கை ஆட்காட்டி விரலின் நுனிப்பகுதியே தொடுதலிற்குப் பயன்படும் பகுதியாகும்.

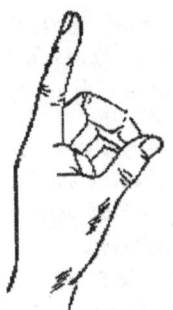

சிகிச்சைதர வேண்டிய புள்ளியின் மேல் ஆட்காட்டி விரலின் நுனிப்பகுதியை பட்டும் படாமல் தொடும்படி வைக்க வேண்டும். ஒரு சில விநாடிகளில் விரலை எடுத்துக் கொள்ளலாம். நம் விரல் நுனியும் சிகிச்சைக்கான புள்ளியும் தொடும் இடத்தில், சில மென்மையான உணர்வுகளை நாம் உணர முடியும். அவ்வுணர்வு ஒரு சில வினாடிகளில் தானே மறையும், இதுவே சிகிச்சைக்கான நேரமாகும்.

புள்ளியை அழுத்தி உள்ளமுக்குவதோ, பல இடங்களில் தொடுவதோ முறையான சிகிச்சை ஆகாது.

தொடு சிகிச்சையில் நாம் பாண்டித்தியம் பெறும்போது இயற்கை நமக்கு இன்னும் பல ரகசியங்களைக் கற்றுத்தரும்.

நோயாளியின் அறிகுறிகளை அறிவது முதல் புள்ளியைத் தொட்டுத் தூண்டுவது வரையான விசயங்கள் இங்கே விளக்கப்பட்டுள்ளன.

நோயறிதல் மற்றும் சிகிச்சை என்ற பகுதிகள் நிறைவடைந்துள்ளன. நாம் அறிந்த விசயங்களில் உள்ள சந்தேகங்களை நிவர்த்திசெய்து கொள்வதும், இன்னும் சில குறிப்புகளை அறிந்துகொள்வதும் மருத்துவத்தை நிறைவடையச் செய்யும்.

பொறுமையோடு, சிகிச்சையை முழுமையான புரிதலோடு செய்துவந்தால் மேன்மையான ரகசியங்களின் இயற்கைக் கதவுகள் நம் வருகைக்காக திறந்தே இருக்கின்றன.

15

சிகிச்சைக்கான குறிப்புகள்

நம் உடலில் எந்த விதமான தொந்தரவுகள் ஏற்பட்டாலும், அவற்றை அறிகுறிகளாக உணர்ந்து, அது தொடர்பான உள்ளுறுப்பையும் பாதிக்கப்பட்ட மூலகத்தையும் நம்மால் உணர முடியும். பலவீனம் அடைந்த மூலகத்தை எப்படித் தூண்டுவது என்பதையும் அறிந்துள்ளோம்.

நோயறிதல் மற்றும் சிகிச்சையின் போது நாம் தெரிந்துகொள்ள வேண்டிய சில குறிப்புகளை இங்கே நாம் காணலாம்.

- நாம் அறிகுறிகளைக் கொண்டு நோயறியும் போது, உடலில் இப்போது வெளிப்படும் தொந்தரவுகளை மட்டுமே கணக்கில் கொள்ள வேண்டும். முன்பு இருந்த தொந்தரவுகளின் அடிப்படையிலோ, ஆங்கில மருத்துவ முடிவுகளின் அடிப்படையிலோ அறிகுறிகளை அணுகக் கூடாது.

- மருத்துவ ஆய்வுக்கூடங்களின் (Laboratory) முடிவுகளை விட, உடலில் வெளிப்படும் தொந்தரவுகளே முக்கியமானவை. உதாரணமாக, 'சர்க்கரை நோய்' என்று ஆய்வுக்கூடத்தால் முடிவு செய்யப்பட்ட ஒன்றைக்கொண்டு நாம் சிகிச்சை அளிக்க முடியாது. சர்க்கரை நோய் இருப்பதாகக் கருதப்படும் அந்த நபரின் தொந்தரவுகள் எவை? என்பதுதான் முக்கியமானது. அவருக்குத் தோள்பட்டை வலி (காற்று) இருக்கலாம். பாதங்களில் எரிச்சல் (மரம்) இருக்கலாம். இன்னும் தோலில் அரிப்பு, தசைவலி, அதிகப்பசி அல்லது பசியின்மை உடல்வலி, மூட்டுவலி, அசதி, மலச்சிக்கல்... போன்றவற்றில் ஒன்றோ, இரண்டோ இருக்கலாம். தொந்தரவுகளை தனித்தனியாக அடையாளம் கண்டு மூலகத்தை அறிந்து சிகிச்சை அளிக்க வேண்டும்.

- சிகிச்சை அளிக்கும் காலத்தில் தொந்தரவு உள்ள நபர் உடலோடு ஒத்துழைக்க வேண்டும் என்பதை அறிவுறுத்த வேண்டும். பசிக்கும் நேரத்தில் உணவு, தாகத்திற்கு தண்ணீர், அசதியாக இருந்தால் ஓய்வு, தேவைப்படுகிற நேரத்தில் தூக்கம் என்பவற்றை பின்பற்றுதல் அவசியம்.

- ஓய்விற்கான இரவு நேரத்தில் குறைந்தபட்சம் இரவு 11 மணிமுதல் அதிகாலை 3 மணிவரை தூக்கம் அவசியமானது. உடலின் பராமரிப்பு எதிர்ப்பு சக்திப் பணிகள் நடைபெறுகிற இந்த நேரம் தூங்குவது சிகிச்சைக்குப் பெரும் துணையாக இருக்கும்.

- மது, புகை, ரசாயன மருந்துகள் போன்ற உடல்நலத்திற்கு கேடு விளைவிப்பவற்றை சிகிச்சை துவங்கிய நிமிடத்தில் இருந்து நிறுத்திவிட வேண்டும். பராமரிப்பு சக்தியின் மையமான கல்லீரலை மேற்கண்ட பழக்கங்கள் நேரடியாக பாதிக்கின்றன. ஒரு இடத்தைச் சுத்தம் செய்ய முடிவு செய்துவிட்டால், முதலில் குப்பை போடுவதை நிறுத்த வேண்டுமல்லவா?

- சிகிச்சைக் காலத்தில் தயிர், பால் போன்றவற்றை தவிர்த்துவிடலாம். நுரையீரல் மற்றும் செரிமானக் கோளாறுகளுக்கு சிகிச்சை அளிக்கும்போது டீ, காபி போன்ற பால் சேர்ந்த உணவுகளை அறவே நிறுத்திவிடுவது சிகிச்சையை எளிமையாக்கும்.

- புள்ளியைத் தூண்டுவதற்கு கால அளவு இருக்கிறது. ஒரு தொந்தரவிற்காக ஒரு புள்ளியில் சிகிச்சை அளிக்கிறோம். பின்பு, அத்தொந்தரவு மாறத்தொடங்குகிறது. ஒரு கட்டத்தில் எந்தவித மாற்றமும் இல்லாமல் குறைந்து வந்த நிலையிலேயே நின்றுவிடும். இது, அடுத்த சிகிச்சை தரவேண்டிய நேரமாகும். இப்படியான சிகிச்சையில் முதல் தூண்டுதலுக்கும், இரண்டாம் தூண்டுதலுக்கும் இடையிலான நாட்கள் குறைந்தபட்சம் ஒரு வாரத்திலிருந்து பல மாதங்கள் வரை இருக்கலாம். ஒருசில தொந்தரவுகள் ஒரே ஒரு சிகிச்சையிலேயே படிப்படியாகக் குறைந்து முழுவதும் சரியாகிவிடும்.

- சிகிச்சைக்குப் பின்பு மாற்றங்கள் எதுவும் தெரியவில்லை என்றால் ஒரு வார இடைவெளியில் தொடர்ந்து சிகிச்சை தரலாம்.

- கடுமையான தொந்தரவுகளில் அதன் தன்மையைப் பொறுத்து மூன்று நாட்களுக்கு ஒருமுறை கூட சிகிச்சை அளிக்கலாம்.

- சிகிச்சைக்குப் பிறகு உடலில் ஏற்படும் மாற்றங்கள் அனைத்தும் நோயின் வெளியேற்றம் ஆகும். தொந்தரவுகள் குறைவது, அதிகமாகிப் பிறகு குறைவது, இடம் மாறுவது போன்றவைகள் நல்ல அறிகுறிகள் ஆகும். இவை குணமாவதன் அடையாளங்களாகும்.

- வலி போன்ற தொந்தரவுகளில் அது படிப்படியாகவோ அல்லது திடீரென்றோ குறைந்துவிடும். நோயாளி வலி பற்றிக் கூறும்போது

"வலி அப்படியே இருக்கிறது" என்றே கூறுவார்கள். சிகிச்சைக்கு முன்னால் வலி தொடர்ந்து இருந்திருக்கும். இப்போது விட்டு விட்டு வரும். அதே போல, சிகிச்சைக்கு முன்னால் ஏற்பட்ட வலி கடுமையானதாக இருந்திருக்கும். இப்போது கடுமை குறைந்திருக்கும். இன்னும், சிகிச்சை எடுத்த முதல் சில நாட்கள் வலி இல்லாமலும், பின்பு வலி ஏற்படவும் செய்திருக்கும். இவை அனைத்தையும் நீங்கள் கேட்டால் மட்டுமே கூறுவார்கள். தொந்தரவின் தன்மை, அளவு, கால மாறுபாடுகளும் குணமாவதின் அறிகுறிகள் ஆகும்.

▪ ஒவ்வொரு தொந்தரவிற்குமான சிகிச்சை காலத்தையோ, குணமாகும் காலத்தையோ யாரும் அறுதியிட்டுக் கூற முடியாது. சிகிச்சை உடலில் செயல்படுவதற்கு உடல் நிலையும், அதன் எதிர்ப்பு சக்தியின் அளவும் முக்கியமான காரணிகள் ஆகும். இக்காரணிகள் ஒவ்வொரு நபருக்கும் வேறுபடும்.

▪ அக்குபங்சர் சிகிச்சையின் சிறப்பம்சமே அது இயற்கைக்கு எதிரான எந்த ஒரு செயலையும் செய்யாது என்பது தான். உடலிற்கு நன்மையை ஏற்படுத்தும் இயக்கத்தை மட்டும்தான் தொடுசிகிச்சை மேற்கொள்ளும். சரியான புள்ளியைத் தேர்வு செய்யாமல் ஏதோ ஒரு புள்ளியை தூண்டிவிட்டாலும்கூட, எந்தவிதமான எதிர்விளைவும் ஏற்படாது.

▪ நாம் கற்றிருப்பது, அக்குபங்சரின் 'கேட்டறிதல்' என்ற முறையை மட்டும் தான். அக்குபங்சர் மருத்துவமுறை அளவிட முடியாத குணமாக்கும் கலையாகும். இன்னும், பார்த்தறிதல், தொட்டறிதல், (நாடிப் பரிசோதனை) முறைகள் நோயறியும் முறைகளாக கடைபிடிக்கப்படுகின்றன. எந்த வகை நோயறிதல் முறையைப் பயன்படுத்தினாலும் தூண்டலிற்கான புள்ளி மூலகப் புள்ளிகள் மட்டும்தான். இங்கே நாம் அறிந்த மூலகப் புள்ளிகள் 10. இவற்றின் தன்மைகளை உடலின் வெவ்வேறு இடங்களில் பிரதிபலிக்கும் புள்ளிகளாக இன்னும் 55 புள்ளிகள் அமைந்துள்ளன.

▪ நாம் கற்றறிந்த அக்குபங்சரின் முதல் நிலையே எல்லா நோய்களையும் நீக்கும் தன்மையுள்ளதாகும். கற்றது குறைந்த அளவு என்றாலும் அதன் பயன்பாடு அளவிட முடியாததாகும். சொற்கள் செயல்களாகும்போது அதன் பயனை உலகே வியக்கும்.

16

இன்னும் சில கேள்விகள்

ஒரே ஒரு ஊசியைக் கொண்டோ அல்லது கைவிரலாலோ தொடுவதுதான் முறையான சிகிச்சை என்று இந்நூலில் கூறப்பட்டுள்ளது. பல ஊசிகளை உடல் முழுவதும் செருகிவைத்து அவற்றில் மின்சாரத்தைப் பாய்ச்சுவதும், லேசர் கருவி மூலம் பல புள்ளிகளில் சிகிச்சை அளிப்பதும் என்ன சிகிச்சை முறை?

அக்குபங்சர் என்ற பெயரில் தற்காலத்தில் இவ்வகையான முறைகள் வழக்கத்தில் உள்ளன. அக்குபங்சர் மருத்துவத்தில் ஒரு புள்ளியை சிகிச்சைக்குத் தேர்வு செய்வதற்கு தத்துவ ரீதியாக வழிகாட்டுதல் உண்டு. இப்படி, பல ஊசிகளைக்கொண்டு சிகிச்சை அளிக்க அக்குபங்சர் தத்துவங்கள் இடமளிக்கவில்லை. அவ்வாறு செய்வது அக்குபங்சருமில்லை.

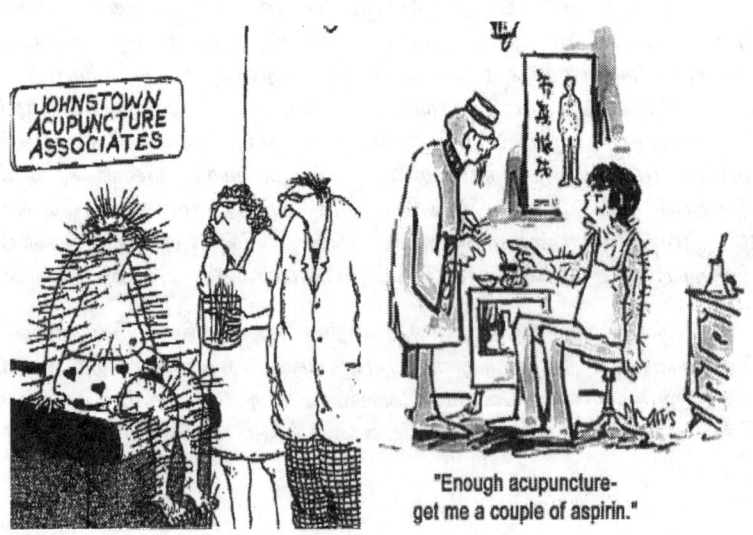

"Enough acupuncture- get me a couple of aspirin."

சில நேரங்களில் பல ஊசி குத்தும்போதும் சிறிதளவு நிவாரணம் கிடைக்கும். ஏனெனில், பல ஊசிகளில் ஏதேனும் ஒரு ஊசி சரியான புள்ளியில் அவர்கள் அறியாத நிலையில் அமைந்துவிடுகிறது. 'தூண்டுதல்' என்பது ஒரு வினாடியில் நிகழ்வதாகும். பல ஊசிகளைச் செருகுவது மட்டுமல்லாமல் அரைமணி நேரம், ஒரு மணி நேரம் என்று தொடர்ந்து மின்சாரத்தைச் செலுத்துவது உடல் நலனைப் பாதிக்கும்.

பயிற்சிக் காலத்தில் ஒவ்வொரு புள்ளியின் அமைவிடத்தை அறியும்பொருட்டு, ஒவ்வொரு புள்ளியிலும் ஊசியைச் செருகி கற்றக்கொடுப்பது வழக்கம். அப்படிக், கற்பிக்கப்பட்ட அடிப்படைப் பாடத்திலேயே நின்று அதனையே சிகிச்சை முறையாக நம்புவது தவறானதாகும்.

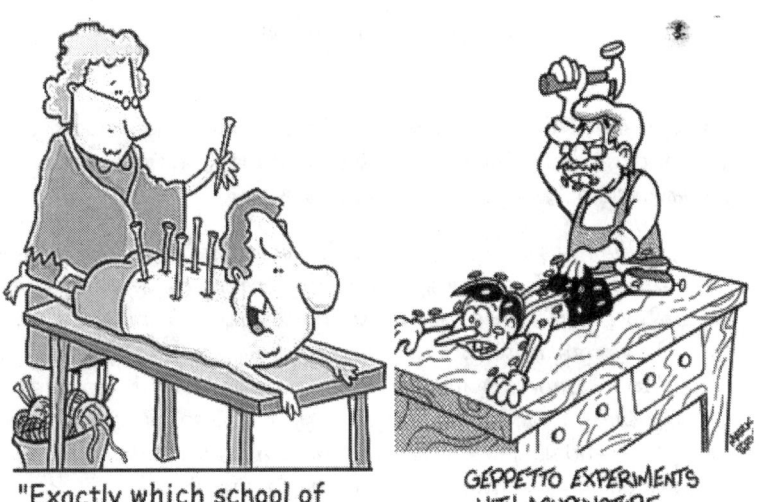

"Exactly which school of acupuncture are you from?"

GEPPETTO EXPERIMENTS WITH ACUPUNCTURE

இப்படியான, பல ஊசிச் சிகிச்சையில் பரிசோதனைக்கான பரிசோதனைப் புள்ளிகள், மின் கடத்தியாகச் செயல்படும் சிறு புள்ளிகள், சக்தியை கிரகித்துத்தரும் பஞ்சபூதப் புள்ளிகள் என எல்லாப் புள்ளிகளிலும் ஊசி குத்தப்படுகிறது. இவற்றில் பஞ்ச பூதப் புள்ளிகள் மட்டுமே சிகிச்சைக்கானவை. ஒரே ஒரு புள்ளியில் சிகிச்சையளிப்பதே முறையானதாகும்.

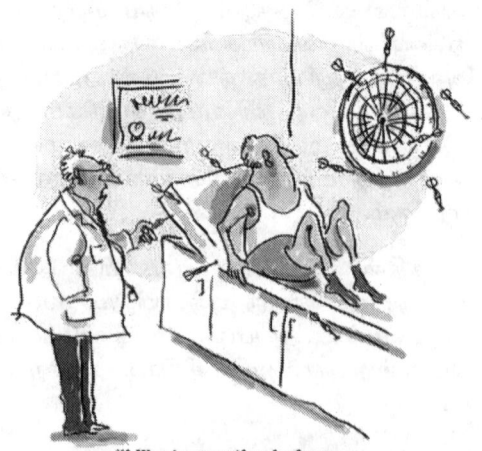

"I like to practice before I start acupuncture treatment!"

அக்குபங்சர் சிகிச்சை அனைத்து நோய்களையும் குணமாக்குமா? ஆங்கில மருத்துவத்தில் 'குணப்படுத்த முடியாது' என்று கூறப்பட்ட நோய்களையும் அக்குபங்சர் குணமாக்குமா?

அக்குபங்சர் எந்த ஒரு நோயையுமே குணமாக்காது. அக்குபங்சர் மட்டுமல்ல எந்த ஒரு மருத்துவமுமே நோய்களை குணமாக்காது. உடலில் ஏற்பட்ட தொந்தரவுகளை எதிர்ப்பு சக்தியைக் கொண்டு உடலே குணமாக்கிக் கொள்ளும். உடலிற்கும், அதன் திறனிற்கும் இயற்கையோடு இயைந்து சிகிச்சையின் மூலம் உதவுவதே மருத்துவங்களின் வேலையாகும். மருத்துவங்களின் துணையோடு உடலின் எதிர்ப்புசக்தி நோய்களை வேரோடு களையும், அது எந்தப் பெயர் கொண்ட நோயாக இருந்தாலும் சரி.

'குணமாக்க முடியாது' என்று ஒரு சில நோய்களின் பெயர்களை எந்த மருத்துவம் கூறுகிறதோ அவை அந்த மருத்துவத்திற்கு மட்டுமே பொருந்தும். பிற மருத்துவங்களுக்குப் பொருந்தாது.

அக்குபங்சரின் அடிப்படைத் தத்துவங்களின்படி, குணமாகாத நோய்களே இல்லை.

ஆங்கில மருத்துவத்தில் ஒருசில நோய்களுக்கு ஆயுள் முழுவதும் மருந்துகளைச் சாப்பிட வேண்டும் என்று கூறுகிறார்கள். அக்குபங்சரில் ஆயுள் முழுக்க சிகிச்சை எடுக்க வேண்டுமா?

எதிர்ப்பு சக்தியின் பலவீனத்தை, சோர்வை நீக்கக் கூடிய தூண்டல்தான் சிகிச்சையாகும். தினசரி தூண்டிக்கொண்டே இருப்பது சிகிச்சை ஆகாது. தொந்தரவுகள் உள்ள போது சிகிச்சை எடுத்துக் கொண்டால் அவைதானே குணமாகத் துவங்கும். வாரத்திற்கு ஒரு முறையோ அல்லது இரு வாரங்கள், மாதத்திற்கு ஒரு முறையோ தொந்தரவின் தீவிரத்தைப் பொறுத்து சிகிச்சை தேவைப்படும். உடலின் கஷ்டங்கள் படிப்படியாகக் குறைந்து, இயல்பிற்குத் திரும்பும்வரைதான் சிகிச்சை தேவை. ஆயுளுக்கும் தேவை இல்லை.

ஒரு முறை தொந்தரவுகளிலிருந்து விடுபட்டவர்கள் அவை திரும்ப வராதவாறு தங்கள் வாழ்க்கை முறையை சீர்செய்து கொண்டால் ஆயுளுக்கும் சிகிச்சை தேவையின்றி வாழலாம்.

பரம்பரை வியாதிகள், பிறவி நோய்கள் அக்குபங்சரில் குணமாகுமா?

ஜனன உறுப்புக்களின் வளர்ச்சிக்கும், இனவிருத்தி நல்ல முறையில் ஏற்படுவதற்கும் சிறுநீரகம் என்னும் உறுப்பு முக்கிய பங்கு வகிக்கிறது. கர்ப்ப காலத்தில் தாயின் இயற்கைக்கு மாறான செயல்கள் சிறுநீரகத்தை பலவீனப்படுத்துகிறது. இரசாயன மருந்துகள், செயற்கை உணவுகள் ஆகியவற்றை கர்ப்ப காலத்தில் எடுத்துக் கொள்ளும் போது சிறுநீரகத்தை மேலும் பாதிக்கிறது.

இந்நிலையில் தான் பிறவியிலேயே பலவீனமான உறுப்புக்கள் குழந்தைக்குக் கர்ப்பத்தில் தோன்றுகின்றன. இவ்வுறுப்புகளின் இயக்கக் குறைவுதான் பிற்காலத்தில் பரம்பரை வியாதிகளாக மாறுகின்றன. கர்ப்பகாலத் தொந்தரவுகளுக்கு முழுமையான அக்குபங்சர் சிகிச்சை எடுத்துக்கொள்வதன் மூலம் பிறவி நோய்கள் தோன்றாமல் களையலாம். சுகமான குழந்தைப் பேற்றுக்கும் வழி வகுக்கும்.

பிறவி நோய்கள் ஏற்பட்ட பிறகும் அக்குபங்சர் சிகிச்சை பலனளிக்கிறது. பிறக்கும்போது ஏற்பட்ட குறைபாடுகள் சிகிச்சையின்போது படிப்படியாகக் குறைந்து பெரும்பகுதி நீங்கி விடுகிறது.

குறிப்பாக எந்த வயதினர் இந்த சிகிச்சையினால் பலன் பெற முடியும்?

பிறந்த குழந்தை முதல், முதியோர் வரையில் எந்த வயதினருக்கும் இந்த சிகிச்சை முழுமையாக பலனளிக்கும்.

அக்குபங்சர் சிகிச்சை மேற்கொண்டிருக்கும் போது திடீரென்று காய்ச்சல், தலைவலி என்று ஏதேனும் வந்தால் மாத்திரை மருந்துகள் ஏதாவது எடுத்துக் கொள்ளலாமா?

தேவையே இல்லை. நம் உடலில் உண்டாகும் கழிவுகள் சரிவர வெளியேற்றப்படாமல் உடலில் தங்குவதே நோயாகும்.

அக்குபங்சர் சிகிச்சை மேற்கொள்ளும்பொழுது, நம் உடலில் நோய் எதிர்ப்பு சக்தி (Energy Force) பலம் அடைந்து கழிவுகள் நீங்கும் பொழுது காய்ச்சல், தலைவலி போன்ற கஷ்டங்கள் உண்டாகும். அவ்வாறு உண்டானால் சிகிச்சைமுறை நன்கு வேலை செய்கின்றது என்று அர்த்தம். எனவே காய்ச்சல், தலைவலி, வாந்தி, வயிற்றுப் போக்கு ஏதேனும் ஏற்பட்டால் அந்தக் கஷ்டம் தீரும்வரை உணவு ஏதும் உண்ணாமல் இருக்கவேண்டும். அந்தக் கஷ்டங்கள் தானே குறைந்துவிடும்.

அக்குபங்சரில் மனநோய்களைக் குணப்படுத்த முடியுமா?

கண்டிப்பாக குணப்படுத்த முடியும். ஏனெனில், மனநோய்கள் மூளை சம்பந்தப்பட்டதல்ல. உள்ளுறுப்புகளின் சீரற்ற இயக்கமே மூளையில் பிரதிபலிக்கிறது.

நன்றாக பசித்திருக்கும் ஒருவருக்கு துயரமான செய்தி ஒன்று சொல்லப்படுகிறது. உடனே பசி அடங்கிவிடுகிறது. மற்ற உறுப்புகளான இருதயம், நுரையீரல், சிறுநீரகம் போன்ற அனைத்து உறுப்புக்களும் வேலை செய்தவண்ணம் இருக்கும்போது வயிற்றின் இயக்கம் மட்டும் முழுமையாக அடங்கிவிடுகிறது. அதாவது துக்கம், கவலை போன்ற மனக்கஷ்டம் வயிற்றின் இயக்கக் குறைவினால் வருகிறது.

இதைப்போன்றே துக்கம் நெஞ்சை அடைக்கும், தேம்பி தேம்பி அழும்போது நெஞ்சு குலுங்கும். மூச்சுவிட முடியாது. குழந்தைகள் அழும்போது கேவிக் கேவி அழுவார்கள். எனவே, துக்கமும் அதிகமாகி அழக்கூடிய மனோபாவமும், நுரையீரலின் பலவீனத்தால் ஏற்படுகிறது. சிறுவர்களைப் பயமுறுத்தினால் சிறுநீர் கழித்துவிடுவார்கள். பயம் சிறுநீரகத்தின் செயல் குறைவினால் ஏற்படக்கூடியது.

குடிப்பழக்கம், கல்லீரலைக் கெடுக்கிறது. குடிபோதையில் இருக்கும் ஒருவரிடம் எளிதில் கோபத்தை உண்டாக்கிவிட முடியும். கோப

மனப்பான்மை கல்லீரல் பாதிப்பினால் ஏற்படுகிறது. இவ்வாறு ஒருவரின் மனநிலையை வைத்தே அவருடைய நோயின் இருப்பிடத்தை அறிய முடியும். அந்த உள்ளுறுப்புக்குத் தேவையான சக்தியை அறிந்து மீண்டும் பாதிப்புக்குள்ளான உறுப்பைப் பழைய நிலையில் இயங்க வைப்பதன் மூலம் மனக் கஷ்டங்களை குணப்படுத்த முடியும். மனநோய்கள் மூளை சம்பந்தப்பட்டதல்ல.

உடல் உறுப்புக்களில் சக்தி குறையும்போது மனநிலையில் மாறுதல்கள் ஏற்படுகின்றன. இதுவே ஒரு நோயின் ஆரம்பநிலை. இந்த நிலையிலேயே பிற்காலத்தில் ஒரு உறுப்பில் ஏற்படக்கூடிய நோயை இன்றே தவிர்த்துவிட முடியும்.

அக்குபங்சர் சிகிச்சையின் அணுகுமுறை எந்த விதத்தில் ஆங்கில மருத்துவத்தில் இருந்து வேறுபடுகிறது?

ஒரு நோயாளிக்கு ஏற்படும் தொந்தரவு நோயின் அறிகுறியாகும். இந்த அறிகுறியையே நவீன மருத்துவம் நோயாகக் கருதி சிகிச்சை அளிக்கிறது. ஆனால் அக்குபங்சர் சிகிச்சை நோயின் மூல காரணத்தைக் கண்டறிந்து சீராக்குவதன் மூலம் நோயையும் அதன் அறிகுறியையும் வேரோடு களைகிறது.

உதாரணத்திற்கு ஒருவருக்கு தலைவலி ஏற்படுகிறது. இதற்கு ஆங்கில மருத்துவம் முதலில் வலி நிவாரணிகளை கொடுத்துப் பார்க்கிறது. சரியாகாதபோது தலையை ஸ்கேன் செய்து, பரிசோதித்து தலைவலி என்னும் அறிகுறியின் காரணத்தை தலையிலேயே தேடிக்கொண்டிருக்கிறது.

ஆனால் உண்மை நிலை என்ன? தலைவலி ஏற்படுவதற்குத் தலை காரணம் அல்ல. மண்ணீரல் அல்லது இரைப்பை கோளாறுகளால் தலைவலி ஏற்படலாம். கல்லீரல், பித்தப்பை தொந்தரவுகளால் தலைவலி ஏற்படலாம். இதயம், இதய மேலுறையால் வெப்பம் சீரற்றுக் கடத்தப்படும் போது தலைவலி ஏற்படலாம். சிறுநீரகம், சிறுநீர்ப் பையின் இயக்கக் குறைவால் தலைவலி ஏற்படலாம். நுரையீரலில் கழிவு தேங்கும் போது தலைவலி ஏற்படலாம். இன்னும் சொல்வதானால் தூக்கம் குறைவதாலும், மலம் கழிக்காவிட்டாலும், அதிகப் பசியின்போது உணவருந்தாவிட்டாலும், பசிக்கு மீறிய உணவை உண்டாலும் தலைவலி ஏற்படலாம்.

மேற்கண்ட ஏதோ ஒரு காரணத்தால் தோன்றுகின்ற தலைவலியை தலையைப் பரிசோதிப்பதன் மூலம் அறியவோ, நீக்கவோ முடியாது.

உடலின் உள்ளுறுப்புக்களில் தேக்கம் கொள்கிற கழிவுகள், உடலின் வெளிப்புறத்தில் சில மாறுதல்களை ஏற்படுத்துகிறது. இந்த மாறுதல்கள் வெறும் அறிகுறிகளே. இதில் ஒன்றிரண்டு அறிகுறிகளை நீக்குவதன் மூலம் நோய் எக்காலத்திலும் குணமாகாது.

ஆங்கில மருத்துவம் நோய்க்கான காரணங்களை உடலிற்கு வெளியே தேடுகிறது. அக்குபங்சர் உடலிற்கு உள்ளேயே தேடி, தீர்வு காண்கிறது.

தோலில் அமைந்துள்ள புள்ளியை வெறும் விரலால் தொடுவது இவ்வளவு சக்தி வாய்ந்ததா? விஞ்ஞானம் வளர்ந்திருக்கும் இந்த 21 ஆம் நூற்றாண்டிலும் இது சாத்தியமா?

இந்தக் கேள்விக்கான பதிலை வெறுமனே சொற்களால் எழுதுவது பயன்தராது. இந்த நூலின் இறுதிப் பகுதியே இக்கேள்விக்கான விடையாக மாறும்.

வாருங்கள்...

உங்களைச் சந்திக்க சிலர் காத்திருக்கிறார்கள்.

17

மருத்துவர்களாக மாறிய நோயாளிகள்

அக்கு ஹீலர் போஸ்.கே.முகமது மீரா.
அண்ணாநகர்,
மதுரை.

எனது மனைவிக்குக் கர்ப்பப்பை வாயில் ஏற்பட்ட புண்ணினால் (Cervics Ulcer என்று ஆங்கில மருத்துவத்தில் கண்டுபிடித்துப் பெயர் வைத்திருந்தார்கள்). வயிற்றில் வலி தாங்கமுடியாத அளவிற்கு ஏற்பட்டுவிடும். அதற்காக பல ஆண்டுகளாகச் சென்று சிகிச்சை எடுத்தும் பலன் ஏற்படாத நிலையில் கம்பம் நகரில் உள்ள எங்களது குடும்ப மருத்துவ பெண் டாக்டர் அவர்கள் கர்ப்ப வாயில் ஏற்பட்ட இந்தப் புண்ணிற்காக எங்கே சென்றாலும் தீராது, அறுவை சிகிச்சை மூலமாக கர்ப்பப்பையை எடுத்துவிடுவதுதான் வழி என்று எங்களுக்கு அறிவுறுத்தினார். உடலில் கத்தி வைப்பதற்கும் உறுப்பை நீக்குவதற்கும் உடன்பட எங்களுக்கு மனம் இடம் கொடுக்கவில்லை.

ஹோமியோபதி மருத்துவத்திற்கும் சென்றோம். வலி கொஞ்சம் குறைவதும், பின்பு அதிகமாவதுமாக பல மாதங்கள் இருந்தது. மருந்து சாப்பிடாவிட்டால் வலி ஏற்பட்டுவிடும் என்ற நிலையில் எந்த மாற்றமும் இல்லை.

வயிற்றுவலி என்று ஒரு வார்த்தையில் சொல்லிவிடலாம். வலி ஏற்பட்ட நிலையில் அவரால் நிமிர்ந்து நிற்கக்கூட முடியாது. படுத்துக்கொண்டு இருந்தாலும் புழுவைப்போல சுருண்டுதான் படுக்க முடியும். வலியின் கடுமை இரவு, பகல் பார்க்காமல் இருந்து கொண்டே இருக்கும் இந்த வலி ஏற்பட்டதிலிருந்து என் மனைவி ஆண்டுக்கணக்கில் தூக்கமில்லாமல் அவதிப்பட்டார். தொடர்ந்து தூங்காமல் இருந்ததாலும் வலியின் கடுமையாலும் மனக்குழப்பங்களும் ஏற்பட்டது. எந்த மருத்துவத்திற்குச் சென்றாலும் வலியின் தன்மையில் மாற்றமே இல்லை.

இந்த நிலையில் சென்னை நகரில் ஆங்கில மருத்துவம் படித்த "டாக்டர் சகோதரர்கள்" என்று அழைக்கப்பட்டுக் கொண்டிருந்த இருவர்களும் ஆங்கில மருத்துவம் மனித சமுதாயத்தின் சாபக்கேடு, இந்த மருத்துவத்தால் எந்த நோயையும் குணப்படுத்த வழி இல்லை என்று கூறிக்கொண்டு மருந்தில்லா மருத்துவமான "அக்குபங்சர்" என்ற மருத்துவத்தை வெகு சிறப்பாகவும், மேன்மையான நிலையிலும் செய்து கொண்டு இருப்பதாகக் கேள்விப்பட்டு இறுதியாக அக்குபங்சர் சிகிச்சைக்காக சென்னைக்குச் சென்றோம். அங்கு நடந்த சிகிச்சை முறை எங்களை அதிசயத்தில் ஆழ்த்தியது. எங்களால் நம்பமுடியாத அளவிற்கு இருந்தது.

அதாவது, எனது மனைவிக்கு ஏற்பட்டுள்ள நோயைக் கூறுவதற்கு முன்பாக, கையில் நாடிபிடித்துப் பார்த்து காலில் ஒரு இடத்தில்1/2 நிமிடம் தொட்டுவிட்டு சிகிச்சை முடிந்தது, உங்களது கஷ்டங்களும் தொந்தரவுகளும் குறைய ஆரம்பித்துவிடும் என்று கூறி, அடுத்த நோயாளியைப் பார்க்கச் சென்றுவிட்டார். நாங்கள் கொண்டு சென்ற Medical Report ஐப் பார்க்க மறுத்த மருத்துவர் அது எதற்கும் உதவாது குப்பையில் போடுங்கள் என்று சொல்லிவிட்டுச் சென்றுவிட்டார். இந்த நிகழ்ச்சி எங்களை இந்த மருத்துவத்தின் மீது கவனத்தை ஈர்க்கும்படி செய்துவிட்டது.

வெறும் விரலில் ஒரு முறைத் தொட்டால் நோய் சரியாகி விடுமா? இது மருத்துவம் தானா? அல்லது ஏமாற்று வேலையா? என்று அப்போது தோன்றியது. இதை நம்பமுடியாமல் அங்கு வேலைபார்ப்பவர்களிடம் கேள்வி கேட்டுக்கொண்டே அங்கேயே நீண்ட நேரம் இருந்தோம். அன்று மதியம் சென்னையிலேயே உறவினர் வீட்டில் தங்கினோம். பல வருடங்களாக இரவில் கூட தூக்கமே இல்லாமல், மாத்திரை மருந்துகளோடு வலியோடு இருக்கும் என் மனைவி வலியே இல்லாமல் அன்று மதியமே ஆழ்ந்து தூங்கினார். அப்போதுதான் இந்த சிகிச்சை மீது முழுமையான நம்பிக்கை வந்தது. மறுநாள் என் மனைவி எழுந்தபோது வலி பாதிக்குமேல் குறைந்திருந்தது.

இதேபோன்று 15 நாட்களுக்கு ஒரு முறையாக 6 தடவை சிகிச்சை எடுத்தபின்பு உடல் நன்கு தேறியது. பின்பு கம்பம் நகரில் உள்ள எங்கள் குடும்பப் பெண் டாக்டர் அவர்களிடம் எனது மனைவியை பரிசோதனைக்கு அழைத்துச் சென்றபோது, அவர்கள் பரிசோதனையை முடித்துவிட்டு கர்ப்பப்பையில் இருந்த புண் தடம் தெரியாத அளவிற்கு சரியாகிவிட்டது என்று கூறியபொழுது, எங்களுக்கு அக்குபங்சர் மருத்துவத்தின் மீது மிகப்பெரிய ஈர்ப்பும், ஈடுபாடும் மரியாதையும் அதிகமாகிவிட்டது.

எந்தவிதமான மருந்துகளும், மருத்துவ பரிசோதனைகளும் இன்றி நோயின் தன்மைகளை அறிந்து சிகிச்சை கொடுத்து இந்த நோய்களையப்பட்டிருப்பதைப் பார்த்து இந்த எளிமையான, மேன்மையான, அற்புதமான சிகிச்சை முறை மக்களிடம் இருந்து மறைக்கப்பட்டுப் போய்விட்டதே என்று அறிந்து இந்த மருத்துவத்தை மக்களிடம் கொண்டு சேர்க்க வேண்டும் என்ற எண்ணம் தீர்மானமாக இன்றுவரை இருந்துகொண்டிருக்கிறது.

Healer. டி. கிருஷ்ணன்

5, கோவிந்தராஜுலு தெரு,
புஷ்பா தியேட்டர் அருகில்,
திருப்பூர்.

எனது பெயர் கிருஷ்ணன். எனக்குப் பல வருடங்களாக ஆங்கில மருத்துவம் சொல்லக்கூடிய எக்ஸீமா என்ற தோல் நோய் இருந்தது. அதாவது என்னுடைய 16 வது வயதில் என்னுடைய வலதுகாலின் மேற்புறத்தில், ஒரு சிறிய கொப்புளம் ஏற்பட்டு கணுக்கால் வரை வீங்கி ஒன்றிரண்டு நாட்களில் அந்தக் கொப்புளம் உடைந்து, நீராக வெளியேறிக் கொண்டேயிருந்தது. அதுவரை கிராமப்புறங்களில் சொல்லக்கூடிய பூவரசங்காயை அரைத்துப் பத்துப்போட்டேன். இன்னும் அதிகமாகி நீராக வெளியேறிக் கொண்டேயிருந்தது.

காலில் உள்ள வீக்கத்தையும், வெளியேறிக்கொண்டிருந்த நீரையும் கண்டு பயந்து என் வீட்டில் பெற்றோர்கள் ஆங்கில மருத்துவரிடம் காட்டினார்கள். ஊசியும் மருந்தும் தொடர்ச்சியாக எடுத்ததும் வெளியேறிக்கொண்டிருந்த நீர் நின்றுவிட்டது. ஒரு சில நாட்களில் எனக்கு இந்தத் தொந்தரவு இல்லாமல் போனது. ஆனாலும் கொப்புளம் வந்த இடத்தில் அரிப்பு இருந்துகொண்டேயிருந்தது.

ஒருவருடம் கழித்து எனது வலதுகையின் விரல் இடுக்குகளில் சிறிய சிறிய நீர் கொப்புளங்கள் தோன்றி அரிப்பு ஏற்பட்டது. அரிப்பு அதிகமாகி நீர்வடிய ஆரம்பித்தது. காலில் ஏற்பட்ட கொப்புளம் வலி மட்டும்தான் இருந்தது. கையில் வந்த கொப்புளங்கள் அரிப்போடு சேர்ந்து எரிச்சலும் ஏற்பட்டது.

மீண்டும் ஆங்கில மருத்துவரிடம் காண்பித்தபோது அரிப்பு ஏற்பட்ட

இடங்களில் தடவ ஆயின்மெண்ட்டும், வேளா வேளைக்கு சாப்பிட மாத்திரைகளும் கொடுத்தார். ஊசிகளும் அடிக்கடி போட வேண்டி வந்தது. டெஸ்ட் ஊசியான பென்சிலினும் போடப்பட்டு அரிப்பு வந்த இடத்தில் தோல் சுரண்டி எடுக்கப்பட்டு லேப் ரிப்போர்ட் வந்த பின்னரே மேற்படி மருந்துகள் கொடுக்கப்பட்டன.

மருத்துவர்கள் சொன்னது போலவே இருந்துவந்தேன். சில வாரங்களிலேயே கைவிரல் நகங்கள் சுருங்க ஆரம்பித்தன. எனக்குள் பயம் ஏற்பட்டது. மீண்டும் மருத்துவரிடம் சென்று காண்பித்தேன். நாளடைவில் சரியாகிவிடும் என்று சொன்னார். எனது கையை பார்க்கவே எனக்குச் சங்கடமாக இருந்தது.

ஒரு வருடம் கழித்து முதலில் காலில் வந்த அதே இடத்தில் மீண்டும் கொப்புளம் தோன்றியது. முதன் முதலில் வந்த கொப்புளத்தில் நீர்வடிந்தது. ஆனால் இப்போது வந்த இடத்திலோ சீழ்வரத் துவங்கியது. அந்த இடம் முழுதும் ஊறலாக உள்ளங்கை அளவிற்குப் பரவியது. மனம் நொந்து இறுக்கமடைந்தேன். எனக்கு ஏதோ தீராத நோய் வந்துவிட்டதாக நினைத்தேன்.

தோல் நோய்க்கு நாட்டுவைத்தியமே சிறந்தது என பலர் கூறியதன் பேரில் கோட்டக்கல் ஆரிய வைத்தியசாலையில் சிகிச்சை மேற்கொண்டேன். ஆனால் வாயில் வைக்க முடியாத கசப்பு காரணமாக அந்த மருந்துகளை விட்டு மீண்டும் ஆங்கில மருத்துவம் நோக்கி ஓடத்துவங்கினேன்.

ஒட்டன்சத்திரத்தில் சிறிய, பெரிய மருத்துவமனைகள், திண்டுக்கல், பழனி, திருப்பூர், ஈரோடு, கோவை, கேரளா என ஆங்கில மருத்துவம் மீண்டும் ஆரிய வைத்தியசாலை, ஹோமியோபதி என யார் எங்கெல்லாம் சொல்கிறார்களோ அங்கெல்லாம் போய்வந்தேன்.

ஆங்கில மருத்துவர்கள் கொடுத்த மருந்துகள் எனக்கு வேறுமாதிரியான விளைவுகளை ஏற்படுத்தியது. எனக்குத் தெரிந்தாலும் வெறுவழி தெரியாது மருந்துகளை உட்கொண்டேன். அப்போது அவில் 25 என்ற அலர்ஜிக்கான மாத்திரை தொடர்ச்சியாக சாப்பிட்டதன் விளைவு என நினைக்கிறேன் எனது உடம்பின் எடை கூடத் தொடங்கியது. நடந்தாலோ, சைக்கிள் ஓட்டினாலோ எனக்கு மூச்சிரைப்பு ஏற்பட்டது. தூக்கமின்மை, தேவையில்லாத மனஉளைச்சல், எந்தவொரு விசயத்திலும் குழப்பமான மனநிலை எனப் பல தொந்தரவுகள் என்னுள் கூடத் தொடங்கின.

கையில் விரல்களில் போட்டுவந்த ஆயின்மெண்ட் காரணமாக விரல்களின் மென்மைத்தன்மை போய் கருமையாகவும், வறண்டும், தோலுரிந்தும் கொண்டிருந்தது.

காலில் வந்த பிரச்சினை போய் கைகளில் மட்டும் மிகப் பெரும் தொந்தரவாக மாறியது. மருந்து மாத்திரைகளை நிறுத்தி விட்டு ஆயின்மெண்ட் மட்டும் போட்டு வந்தேன். சில சமயம் அதையும் மீறி அரிப்பும், நீர் வடிதலும் அதிகமாகும்.

மனதில் மிகப்பெரும் சுமையோடே 15 வருடங்கள் வாழ்க்கை நகர்ந்தது.

நான் திருப்பூரில் பணியாற்றிக் கொண்டிருந்த சமயம் வெளிநாடு செல்ல வாய்ப்பு வந்தது. எனவே எப்படியேனும் கையில் உள்ள இந்த தோல்பிரச்சினையைத் தீர்க்க வேண்டும் என்று கூறி பெங்களூரில் உள்ள ஒரு மிகப் பெரிய மருத்துவமனைக்கு சென்றேன்.

அங்கு ஏற்கனவே ஒட்டன்சத்திரத்தில் நான் சிகிச்சை மேற்கொண்ட அதே பெண் மருத்துவர்தான் அங்குமிருந்தார். அவரிடம் சிகிச்சை மேற்கொண்டேன்.

"உங்களுக்கு உணவில் ஏற்பட்டுள்ள அலர்ஜி காரணமாகத்தான் இது வந்திருக்கிறது. பயப்படாதீர்கள், உடலில் உள்ள அலர்ஜியைக் கண்டுபிடிக்கும் (உடலில் ஒட்டும்) பேட்ஜ் ஜெர்மனியிலிருந்து வந்திருக்கிறது. 24 மணி நேரம் மட்டும் இதில் தண்ணீர் படாமல் பார்த்துக்கொள்ளுங்கள். பின்னர் வாருங்கள்" என்று சொல்லி முதுகின் வலது பாகத்தில் ஒட்டிவிட்டு அனுப்பிவிட்டார்.

அந்த மருத்துவமனையைவிட்டு வெளியே வந்தபோது எனது உடலில் இதுநாள்வரை இருந்துவந்த தொந்தரவுகள் போய் சுகமான மனிதனாக மாறிய மகிழ்ச்சி இருந்தது.

அந்த மகிழ்ச்சியும் 24 மணி நேரம் கழித்து அந்த மருத்துவரைக் காணும்வரைதான் நீடித்தது. முதுகில் ஒட்டியிருந்த பேட்ஜை எடுத்துப் பார்த்த மருத்துவர் முகம் சுளித்தார்.

"ஏன் டாக்டர்? எல்லா அலர்ஜிகளும் இருக்கிறதா?" என்று கேட்டேன்.

"இல்லையப்பா, ஒரு அலர்ஜியும் இல்லையே" என்று அவர்கள் சொன்னார்கள்.

மீண்டும் என் மனம் சோர்வடைந்தது. மருத்துவர்கள் சொன்னதற்காக உணவில் எனக்குப் பிடித்தவற்றையெல்லாம் சேர்க்காமல் இருந்தேன். இவர் சொல்கிறார் ஒரு அலர்ஜியும் இல்லையென்று. மிக வேதனையுடன் அவரைப் பார்த்து "எதனால் மேடம் எனக்கு இப்படி வருகிறது" என்று கேட்டேன். அதற்கு சில நிமிடம் அவர் யோசனை செய்துவிட்டு "நீங்கள் எங்கிருந்து வருகிறீர்கள்?" என்று கேட்டார். அதற்கு "திருப்பூரிலிருந்து" என்று பதில் சொன்னேன். அதற்கு "பொல்யூசன் நிறைந்த ஏரியா, அதனால் உங்களுக்கு இவ்வாறு ஏற்படுகிறது" என்று சொன்னார். திருப்பூரில் எவ்வளவோ பேர் உள்ளனர். அவருக்கெல்லாம் இல்லை. சரி எனக்கு மட்டும்தான் சேரவில்லையென்றால் ஏன் கைகளில் மட்டும் வந்துள்ளது? உடல் மொத்தமும் வரவில்லை?" என்று கேட்டேன்.

"நீங்கள் திருமணமாகாதவரா? உங்கள் துணியை நீங்களே துவைக்கிறீர்களா?" என்று மறுபடியும் கேள்விக்கணை தொடுத்தார்.

"ஆம்" என்றேன். "அப்படியானால் துவைக்கும் சோப்பு கூட அலர்ஜியாக இருக்கும்" என்றார். எனக்குச் சிரிப்பு வந்தது. "மேடம், ஏன் இடது கையில் ஒன்றுமாகவில்லை?" என்று கேட்டேன். அந்தக் கேள்வியை அவர் எதிர்பார்க்கவில்லை. சில நிமிடம் திணறிவிட்டு "சில நபர்களுக்கு இதுபோல வரும். சில வருடங்கள் கழித்து தானாகவே சரியாகிவிடும்" என்று சொன்னார். அதுவரை மருந்துகளை சாப்பிட்டுக் கொண்டு, களிம்புகளை தேய்க்க வேண்டும்" என்றார்.

எனக்கு என்ன சொல்வதென்றே தெரியவில்லை. "தானே சரியாகும் நோய்க்கு மருந்துகள் எதற்கு?" களிம்புகள் எதற்கு?" என்று கூறிவிட்டு எழுந்து வந்துவிட்டேன். இனிமேல் என் பிரச்சினைக்கு மருத்துவம் பார்ப்பதில்லை என்று முடிவு செய்தேன்.

வெளிநாடு செல்லும் முயற்சிக்காக கேரளாவில் இருந்தபோதுதான், என் மைத்துனர் அவர்கள் மூலமாக, கோவை இயற்கை குமார் அறிமுகமானார். மருத்துவம் பற்றி அவர் கூறியதைக் கேட்டபோது புதிய விசயமாக இருந்தது.

அவரிடம் சிகிச்சை எடுத்தேன். உடலில் ஒரு சில புள்ளிகளில் வெறும் விரலை வைத்து தொட்டு சிகிச்சையளித்தார்.

வாரத்திற்கு ஒருமுறை, இரண்டு வாரத்திற்கு ஒருமுறை என தொடர்ச்சியாக கேரளாவிலிருந்து கோவை வந்து சிகிச்சை மேற்கொண்டேன். டாக்டர். பஸ்லூர் ரஹ்மான் அவர்கள் எழுதிய

மருத்துவம் சம்பந்தமான புத்தகங்களை வாங்கிப் படித்தேன்.

அதுவரை உடலின் ஒரு சிறு இயக்கத்தைப் பற்றியும் அறியாதிருந்த நான் இந்த உடல் இவ்வளவு மகத்துவம் வாய்ந்ததா என்று ஆச்சரியமடைந்தேன். உடல் எவ்வளவு சரியாக பணியாற்றிக் கொண்டிருக்கிறது. அதற்கு எதிராக மருந்துகள் கொடுத்து எவ்வளவு மோசடி செய்திருக்கிறோம் என்று புரிய நேர்ந்தது.

ஒரு வருடம் கழித்து எனது கைகளில் கொப்புளங்கள் பெரிதாகி கைமணிக்கட்டு வரை வீக்கமடைந்தது. உடனே கேரளாவிலிருந்து புறப்பட்டு கோவை வந்து இயற்கை குமார் அவர்களிடம் காண்பித்தேன். அக்குபங்சர் சிகிச்சை அளித்தார். என் சகோதரி வீட்டில் தங்கினேன். இரண்டு அல்லது மூன்று நாட்களுக்கு ஒருமுறை அக்குபங்சர் சிகிச்சையும் நடைபெற்றது.

கைகளில் தொடங்கிய கொப்புளங்கள், முழங்கை வரை வந்து இரும்பு கவசம் போட்டது போல் வீங்கி சீழ் வடியத் தொடங்கியது. அவை கைகள், தலை, கழுத்து, முகம், நெஞ்சுப் பகுதி என ஒவ்வொரு இடத்திலிருந்து ஆட்டின் தோல் உரிப்பது போல் உரிந்து வந்தது. தலையிலும், முகத்திலும் வந்த போது சகிக்க முடியாத வேதனையாக இருந்தது. முகம் வீங்கி கண்கள் மூடியிருந்தது. வேதனை சகிக்காது எங்காவது இயற்கை வைத்திய சாலையிலாவது என்னைக் கொண்டு விடுங்கள் என்று புலம்பினேன்.

என் வீட்டிலுள்ளவர்கள் இந்தமுறை ஆங்கில மருத்துவம் பார்த்துக்கொள்ளலாமா?++ என்று கேட்டார்கள். நான் இறந்தாலும் இந்த மருத்துவம் தவிர வேறு மருத்துவம் பார்க்கமாட்டேன் என உறுதியாகக் கூறினேன். காரணம் உடம்பின் வெளிப்புறத்தில்தான் எனக்கு வேதனை சகிக்க முடியவில்லையே தவிர என் உள்ளத்தில் நான் குணமாகி வருவதை உணர்ந்தேன். இயற்கை குமார் அவர்கள் டாக்டர். பஸ்லூர் ரஹ்மான் அவர்களின் பேச்சுகள் அடங்கிய கேசட்டுகளையும், டி வியையும் கொண்டுவந்து வைத்துப் பார்க்கச் சொன்னார். அவர் பேசிய பேச்சுகளை கேட்கக் கேட்க என் மனதில் அமைதி ஏற்பட்டு, வெளிப்புறத்தில் இருந்த வேதனை குறையத் தொடங்கியது. மெல்ல மெல்ல நோயிலிருந்து விடுபடத் தொடங்கினேன்.

கழிவுகள் தேக்கம் தான் நோய். அதை வெளியேற்றுவதே சிகிச்சை என்பதை அப்போது உணர்ந்தேன். சிறுவயது முதலே உணவுப் பழக்க வழக்கத்தின் மூலமாக என்னுள் கழிவுகள் தேங்கி சளிக்கழிவாக வெளியேறிக் கொண்டேயிருக்கும். அதை நிறுத்தியதன் விளைவு

நெஞ்சுச் சளியாக மாறி அதை நிறுத்தி வந்ததன் விளைவாக 14 வது வயதில் நீண்ட நாள் படுக்க வேண்டிய காய்ச்சல் வந்தது. அதற்காக எடுத்துக்கொண்ட மருந்து, மாத்திரைகளின் காரணமாக மேற்சொன்ன தோல் நோயாக அது உருமாற்றம் அடைந்தது. தோலின் மூலமாக கழிவை வெளியேற்ற உடல் சிரத்தை எடுக்க அதையும் நாம் அனைவரும் ஆங்கில மருத்துவம் மூலமாக அடக்கவே முயற்சிக்கிறோம்.

15 வருடங்களுக்கு மேலாக மனதில் பல இன்னல்களோடும் தொந்தரவுகளோடும் இருந்து வந்த எனக்கு 27 நாட்கள் கடுமையான தொந்தரவுகள் இருந்தாலும் அக்கபங்சர் என்ற இந்த அற்புதமான சிகிச்சையின் மூலமே முழுமையாகக் குணமானது.

Healer. கே.எஸ்.ஜெயராஜன்

தேனி மெயின் ரோடு,

சீலையம்பட்டி,

தேனி மாவட்டம்.

என்னுடைய பெயர் K.S. ஜெயராஜன். என் மனைவியின் பெயர் மு.சாந்தி, வயது 42. நாங்கள் தேனிமாவட்டத்திலுள்ள சீலையம்பட்டி என்கிற ஊரில் வசித்து வருகிறோம். என் மனைவிக்கு 25 வயது இருக்கும் போது கணுக்கால் வலி, வீக்கம் ஏற்பட்டது. அருகில் உள்ள மருத்துவமனையில் ஊசி, மருந்து மாத்திரைகள் எடுத்துக்கொண்டோம். வலி சரியானது. சில நாட்களில் கை மணிக்கட்டு வீங்கி வலி கண்டது. அதற்கும் மருத்துவம் எடுத்துக் கொண்டதில் சற்று வலி குறைந்தது. அடுத்தடுத்து உடலின் ஏதாவது ஒரு மூட்டுப்பகுதியில் வலி வர வர, எங்களின் அலோபதி வைத்தியமும் தொடர்ந்தது. மாத்திரை இல்லாத நாள் இல்லை என்றாகி விட்டது. முன்பெல்லாம் ஓரிரு நாட்களில் வலி குறைந்து தற்காலிக நிவாரணம் கிடைத்த நிலை மாறி, நீண்ட நாட்களுக்கு நீடிக்கும் நிலை ஏற்பட்டது.

இவ்வாறாக வலியும் அதற்கு மாத்திரை மருந்துகளுமாகப் போய் கொண்டிருந்த நேரத்தில் இடது முழங்காலில் வலி வந்து வீக்கம் கண்டது. அதன் பிறகு எங்கள் வைத்திய பயணம் மதுரை, சென்னை போன்ற பெருதகரங்களுக்கு சென்று மருத்துவம் பார்க்கும் நிலைக்குச் சென்றது. எக்ஸ்ரே, ஸ்கேன், Blood, Urine டெஸ்டுகளும் எவ்வளவோ எடுத்துப் பார்த்தும், மருந்துகள் சாப்பிட்டும் வலியை

குறைக்க முடியவில்லை. வலி உள்ள இடத்தில் (Spot Injection) ஊசி போடுவார்கள். மாவுகட்டு போட்டு பல நாள் அசையாமல் படுக்க வைப்பார்கள். எந்த நடவடிக்கைக்கும் வலி கட்டுப்படவில்லை. மாறாக நோய் கூடிக்கொண்டேயிருந்தது. ஆன்டிபயாடிக், பெயின் கில்லர், ஸ்டிராய்டு மருந்துகள் என தொடர்ந்து வருடக்கணக்கில் சாப்பிட்டு வந்ததன் விளைவு வயிற்று வலி, முதுகுவலி, தோள்பட்டை வலி எல்லாம் கூடி படுத்த படுக்கையாகிவிட்டார். அடுத்த கட்டமாக முழங்காலில் நீர் தேங்கியுள்ளது என்று சிரிஞ்ச் வைத்து நீரை உறிஞ்சி எடுத்தார்கள். எதற்கும் நோய் தீரவில்லை. மாறாக கூடிக் கொண்டேயிருந்தது. வலது காலும் சேர்ந்து வலி கண்டது.

நாளுக்கு நாள் உடல் நிலை மோசமாகிக் கொண்டே வந்தது. சிறுநீர் அடக்கும் தன்மையை இழந்து அதுவாகவே போகும் நிலையும், அந்த இடத்தில் அரிப்பும் ஏற்பட்டது. இன்னும் பலவிதமான கொடுமைகளையும் அனுபவித்தால் வாழவே பிடிக்காமல் விரக்தி ஏற்பட்ட வாழ்நிலையில் கம்பம் நகரில் அக்குபங்சர் வைத்தியம் நடைபெறுகிறது. நன்றாக நோய் குணமாகிறது என்று, அங்கு சிகிச்சையெடுத்து குணமான பெண்கள் மூலமாக கேள்விப்பட்டோம்.

அதன் பின் கம்பம் சென்று Healer. போஸ். கே. முகமது மீரா அவர்களை அணுகினோம். அவர்கள் ஒரு சிறு ஊசி கொண்டு, மேல் தோலில் ஒரே ஒரு இடத்தில் மட்டும் குத்தினார்கள். மொத்தம் ஐந்து நிமிடத்தில் சிகிச்சை முடிந்தது. ஒருவாரம் கழித்து வாருங்கள். சாப்பாட்டில் பத்தியம் இல்லை. மருந்து மாத்திரைகளை எதுவும் எடுத்துக் கொள்ளவேண்டாம் என்று அமைதியாகவும் திடமாகவும் சொன்னார்கள்.

நாளொன்றுக்கு 8 மாத்திரைகள் சாப்பிட்டால்தான் ஓரளவு நடக்க முடியும் என்று அவரிடம் நான் கூறியபோது, அதெல்லாம் ஒன்றும் இல்லை. மாத்திரைகள் சாப்பிட வேண்டாம் என்று ஆணித்தரமாகக் கூறினார். சரியென்று வந்துவிட்டோம். வீட்டுக்கு வந்தவுடன் மறுநாள் கால் இரண்டும் வீங்கி வலி கூடுதலானது. போனில் தொடர்பு கொண்டு அவரிடம் தெரிவித்தபோது, பொறுமையாய் இருங்கள் சரியாகும் என்று அமைதியாக, திடமாகக் கூறினார்.

இரண்டாவது வாரமும், மூன்றாவது வாரமும் தூக்கிக் கொண்டுதான் சென்றோம். மாத்திரைகளை நிறுத்தியதில் என் மனைவிக்கு இனம்புரியாத சந்தோசம், எவ்வளவு வலியையும் அழுதும், புலம்பியும்கூட பொறுத்துக்கொண்டார்.

4 வது வாரமும் தூக்கிக்கொண்டு சென்றோம். நான் அவரிடம் என் பயத்தை வெளிக்காட்டினேன். "மாத்திரை போட்டுக்கொண்டிருக்கும் போது கூட நடந்தாங்க. இப்ப அதுவும் இல்லையே" என்றேன். அப்பொழுதும் கூட நிதானமாக, சரியாகிக்கொண்டு இருக்கிறது பொறுமையாய் இருங்கள் என்றார்.

நாங்கள் மருத்துவம் பார்த்து திரும்பும் வழியில், இப்பொழுது கால் மடக்க முடிகிறது என்று என் மனைவி கூறினார். காரை நிறுத்தி விட்டு திரும்பிப் பார்க்கையில், என் மனைவி சாந்தியின் முகத்தில், ஆனந்தத்தையும், வியப்பையும், நம்பிக்கையையும் கண்டேன். என்னால் காலை மடக்கமுடிகிறது பாருங்கள் என்றார்.

உடனே Healer போஸ் அவர்களிடம் தொடர்புகொண்டு, சார் இப்பொழுது கால் மடக்க முடிகிறது என்றோம். ஆனால் அவரோ, இதில் என்ன ஆச்சரியம் இருக்கிறது. இதெல்லாம் நடக்கும்தானே! இன்னும் பொறுமையாய் இருங்கள். உங்களுக்கு முழுமையான சுகம் கிடைக்கும் என்றார்கள்.

அதுவரையில் என்ன ஆகுமோ என்று நினைத்துக் கொண்டிருந்த எனக்கு சிறிது நம்பிக்கை வந்தது. பின்னர் சில வாரங்கள் தொடர்ந்து சிகிச்சை மேற்கொண்டதால், உடலில் இருந்த அனைத்துவிதமான நோய்களும், கொஞ்சம் கொஞ்சமாய் விலகி நல்லபடியாகி கொண்டுவந்தது. சளிபிடித்து, இருமல் தும்மலாக கொஞ்சநாள் வெளியேறியது. பின்னர் காய்ச்சல் அவ்வப்போது வந்துகொண்டிருந்தது. காய்ச்சல் வரும் போது காலில் வலி வீக்கம் உள்ள இடத்தில் அதிக சூடாக இருக்கும். இவ்வாறு காய்ச்சல் வந்து முடியும்பொழுது, உடலில் ஏற்கனவே இருக்கும் உபாதைகள் ஒன்றும், இரண்டுமாக குறைந்துகொண்டே வந்தது.

வாரம் ஒரு முறையாக சிகிச்சையும் தொடர்ந்த நிலையில் மீண்டும் ஒரு முறை காய்ச்சல் வந்தது. முதல் நாள், பசி இல்லை. அதனால் சாப்பிட வில்லை. தூக்கம் வரவில்லை. 2 ஆம் நாள் பசியில்லை, சாப்பிடவில்லை. தூக்கம் வரவில்லை. 3 ஆம் நாள் நள்ளிரவு 11 மணிக்கு நன்கு தூங்கிவிட்டார். நள்ளிரவு 2 மணிக்கு விழித்து சிறுநீர் கழிக்க சென்றார். அங்கேயே மயங்கிய நிலையில் என் துணையுடன் வந்து படுக்கையில் கிடத்தினோம். பின் Healer. போஸ் அவர்களிடம் தொடர்புகொண்டோம். நோய் முழுமையாக சரியாகிக் கொண்டு இருக்கிறது. பொறுமையாய் இருங்கள் சரியாகும் என்றார்கள்.

அதன்பின் 5 நிமிடத்தில் விழித்துப் பார்த்து எனக்குப் பசிக்கிறது

என்றார்கள். கஞ்சி வைத்துக் கொடுத்தோம். குடித்துவிட்டு தூங்கினார். இதன்பிறகு 4 மணி நேரத்திற்கு ஒருமுறை இரண்டு தடவை எழுந்து மயங்கி பின் விழித்து மீண்டும் கஞ்சி குடித்துவிட்டுத் தூங்கியவாறு இருந்தார்.

இந்த நிகழ்ச்சிக்குப் பின், கால்வலியும், இதர தொல்லைகளும் நீங்கிவிட்டன. பல வாரங்கள் தொடர் சிகிச்சையின் பலனாக நன்றாக இருக்கிறார். 2005 ஆம் ஆண்டு எங்களுக்கு சிறந்த ஆண்டு. அக்குபங்சர் என்ற சிறந்த மேன்மையான மருத்துவத்தையும், அதை எங்களுக்கு மருத்துவம் பார்த்த Healer. போஸ். கே. முகமது மீரா அவர்களை அறிமுகம் செய்ததும், அன்று முதல் இன்றுவரை எங்கள் குடும்பத்தில் எதற்கும் மருந்து மாத்திரை இல்லாதபடி செய்ததும் இந்த ஆண்டில்தான்.

இப்படிப்பட்ட ஓர் அற்புதமான இந்த அக்குபங்சர் மருத்துவம் உலகெல்லாம் தழைத்தோங்கவும், Healer. போஸ். கே. முகமது மீரா அவர்கள் நலமுடன் வாழவும், எல்லாம் வல்ல இறைவனை வேண்டுகிறேன்.

மருந்து மாத்திரைகளின்றி, எவ்விதமான பரிசோதனைகளும் இன்றி வெறும் விரலால் தொடுவதன் மூலம், குணமானவர்கள் தமிழகத்தில் மட்டும் லட்சக்கணக்கில் இருக்கிறார்கள்.

சும்மா விரலால் தொடுவதால் எப்படிக் குணமானது? என்ற கேள்விக்கான பதிலைத் தேடியவர்கள் அனைவரும் மருத்துவர்களாக ஆகிவிட்டார்கள்.

மறைத்து வைக்கப்பட்டிருந்த மருத்துவ ஞானம் உங்களுக்கு வழங்கப்பட்டு விட்டது.

இப்போது நீங்கள் நோயாளியா? மருத்துவரா?